ESSAI

SUR

LA PESTE

DE BENGHAZI D'AFRIQUE

PAR

Le Dr Léonard ARNAUD

Ancien médecin de la Marine,
Ex-inspecteur aux services sanitaires d'Orient,
Chevalier de la Légion d'honneur,
Grand-officier, commandeur et officier de divers ordres étrangers,
Membre de plusieurs sociétés savantes.

PARIS

IMPRIMERIE F. PICHON,

24, RUE SOUFFLOT, 24.

ESSAI

SUR

LA PESTE

DE BENGHAZI D'AFRIQUE

ESSAI

SUR

LA PESTE

DE BENGHAZI D'AFRIQUE

PAR

Le Dr Léonard ARNAUD

Ancien médecin de la Marine,
Ex-inspecteur aux services sanitaires d'Orient,
Chevalier de la Légion d'honneur,
Grand-officier, commandeur et officier de divers ordres étrangers,
Membre de plusieurs sociétés savantes.

PARIS

IMPRIMERIE F. PICHON,

24, RUE SOUFFLOT, 24.

AVANT-PROPOS

Une maladie pestilentielle venait de se manifester dans la province de Benghazi d'Afrique ; considérant la proximité du littoral Européen, et les relations fréquentes de l'Algérie et de la Tunisie avec cette contrée, il y avait importance, au point de vue sanitaire, à établir nettement le véritable caractère de l'épidémie. Je fus alors envoyé, en 1874, dans la Tripolitaine où mes observations ne tardèrent pas à confirmer l'existence de la peste bubonique.

Je présentai au Conseil international de santé à Constantinople, le travail suivant qui fut publié, en temps opportun, par l'administration sanitaire.

Dans cet essai d'étude sur la peste, je ne prétends pas émettre des idées nouvelles, je me bornerai à décrire, aussi fidèlement que possible, les faits qui se sont présentés, saisissant l'occasion de les faire suivre des réflexions qui me paraîtront les plus aptes à mettre en relief les points importants de l'histoire de cette maladie.

J'aborderai la question, guidé par une marche qui m'a paru toute naturelle, se trouvant presque calquée sur celle des événements :

1° Constatation de la nature de la maladie. Je produirai toutes les pièces qui ont trait à ce sujet, n'hésitant pas à faire intervenir des fragments de correspondance appartenant à mon regretté confrère, le Dr Laval, mort victime de son dévouement dans l'épidémie de Merdje; tout en rendant ainsi hommage à sa mémoire, je suis sûr que cette citation ne sera pas sans intérêt.

2° Symptômatologie de la peste de la Cyrénaïque, déduite des observations médicales recueillies.

3° Enumération des différents points où s'est abattu le fléau, leur statistique; marche de l'épidémie dans ses divers foyers.

4° Faits qui ont présidé à la propagation de la maladie, d'où je serai conduit à quelques conclusions sur le mode de transmission de la peste — Incubation — Durée de l'incubation.

5° Réflexions sur l'étiologie de la peste dans cette province.

6° Aperçu des mesures sanitaires adoptées.

7° Mesures prophylactiques à prendre pour prévenir de nouvelles épidémies.

Ce n'est qu'avec hésitation que j'ose entreprendre un pareil exposé, persuadé que je ne serai qu'un bien faible écho des nombreux ouvrages que tant de loïmographes distingués ont jusqu'à nos jours fait paraître. Satisfait cependant si je parviens, malgré la forme concise de ce rapport, à fournir tous les renseignements désirables sur la peste qui affligea la Cyrénaïque.

Dr Léonard Arnaud.

ESSAI

SUR

LA PESTE

DE BENGHAZI D'AFRIQUE

I

La maladie régnante n'était autre que la peste orientale ou fièvre du Levant.

Si nous venons à jeter un coup d'œil sur les différentes épidémies de peste qui ont visité notre époque, nous sommes surpris de les voir se limiter le plus ordinairement aux foyers où elles éclataient, sans prendre cette extension qu'elles avaient aux époques précédentes, conservant néanmoins leur même degré de force ; c'est ce que prouvent les statistiques des points où elles étaient, pour ainsi dire, acculées par nos mesures sanitaires d'aujourd'hui.

Grâce en effet à la bonne organisation du système

quarantenaire actuel, et au progrès de l'hygiène, toutes les fois que les mesures en vigueur étaient bien dirigées et rigoureusement maintenues, on a vu le fléau s'éteindre sur place et ne point se propager. Les uns alors, s'appuyant sur ce fait du peu d'extension de la maladie, ont pu croire que la peste signalée n'avait plus les caractères de jadis, et qu'elle avait dû nécessairement subir des modifications dans sa nature ; les autres allant plus loin, et ne donnant plus foi, à la réapparition du germe pestilentiel, ont nié complètement son existence, cherchant à faire disparaître le nom de peste, en lui substituant de nouveaux noms pathologiques, tels que fièvre maligne, typhus bubonique, etc.

Les épidémies de notre siècle me paraissent cependant en nombre plus que suffisant pour établir que la peste, loin d'avoir totalement disparu, n'en est point encore arrivée à son dernier mot, et qu'on ne saurait trop se tenir en garde contre ses soudaines apparitions.

Nous voyons en effet en 1810 et 1813 la peste sévir à Malte, à Bucharest et Odessa : elle éclate en 1815 à Noja, dans le royaume de Naples ; en 1828 le fléau réapparaît en Grèce d'abord, puis sur les troupes Russes qui combattaient les Turcs dans la Moldavie, la Valachie et la Bulgarie.

En Egypte, la peste s'est montrée de 1832 à 1845, et en 1841 et 42 une épidémie meurtrière sévit dans la province d'Erzeroum.

En 1858 la nouvelle d'une maladie accompagnée de bubons, de charbons et de pétéchies, sévissant dans la province de Benghazi, parvint à l'administration sanitaire; une commission fut immédiatement expédiée sur les lieux suspects pour constater la nature de cette affection. La question ne tarda pas à être résolue par le rapport plein de précision du docteur Bartoletti, qui établit clairement l'existence de la peste dans la Cyrénaïque. Des opinions contraires devaient certainement se manifester parmi ceux qui, loin de toute observation, s'en rapportaient plutôt à leurs préjugés et aux sourdes contestations de gens souvent incompétents; c'est alors qu'un auteur allemand, fort éminent du reste, se crut autorisé à mettre en doute la peste de Benghazi. Mais un travail complet sur la maladie régnante, publié dans la *Gazette Médicale d'Orient*, a dissipé tous les doutes sur le vrai caractère de cette peste. C'est l'œuvre d'un médecin distingué, M. le Dr Barozzi, auquel l'Administration ottomane avait confié la difficile tâche d'aller étudier la maladie et organiser les mesures que réclamait la gravité des circonstances.

Ce n'est pas, d'ailleurs, au dix-neuvième siècle qu'il pourrait y avoir confusion dans la signification du mot peste; ces réfutations auraient bien mieux trouvé leur place aux temps les plus reculés de l'antiquité, époque où les livres sacrés, les auteurs grecs et latins étaient souvent à même de qualifier de pestes, des maladies qui n'en avaient que le nom.

A cette peste de Benghazi succédèrent quelques cas de la même maladie à la fin de l'année 1863 dans le district de Makou, en Perse; l'épidémie de la Mésopotamie, de nature restée douteuse, se montra ensuite en 1867. En 1870, arriva la peste du Kurdistan persan; et enfin l'an dernier, 1873, la peste reparut en Mésopotamie et y fit près de 4000 victimes. Telles sont à peu près les manifestations de la peste, qui ont précédé celle dont je vais essayer de faire une esquisse.

Vers le mois de mai de cette même année, 1874, c'est-à-dire seize ans environ après l'épidémie de Benghazi dont j'ai fait mention précédemment, des avis venus de cette même Pentapole Africaine, signalaient à l'administration de Constantinople, qu'une maladie, qui pourrait bien être la peste, venait de surgir dans un petit village, connu sous le nom de Merdje, à une distance de 18 heures de marche du littoral. Je vais me borner seulement à mettre sous les yeux les diverses enquêtes qui eurent lieu pour reconnaître la maladie signalée, persuadé que, de cette manière, il sera facile d'amener à la conviction toute personne qui, comme par le passé, aurait pu concevoir quelque doute sur l'existence de la peste qui sévit dans ces parages.

Les autorités de Benghazi furent d'abord informées, en fin mai, que le village de Merdje avait eu à enregistrer un nombre de décès insolite, et que des malades présentant les mêmes symptômes que ceux qui avaient déjà succombé s'y trouvaient encore. La population, instruite par les désastres de l'épidémie de 1858, commença à soupçonner une nouvelle apparition de peste et s'adressa au gouverneur pour qu'il fît statuer au plus tôt sur la nature de cette maladie. La municipalité confia alors cette délicate mission à un ex-pharmacien des armées ottomanes, qui remplissait les fonctions de médecin du Bélédié. Arrivé à Merdje, ce médecin eut à examiner quelques malades qui, d'après son rapport, étaient tous porteurs de bubons, soit aux aînes, ou aux aisselles. De retour à Benghazi, conformément, je pense, à son opinion, il déclara que la peste existait à Merdje; tel était, disait-il, le résultat de ses observations. Mais une circonstance curieuse à noter, c'est qu'ayant été appelé à communiquer son rapport aux autorités, il fut conduit, par des raisons qui seraient ici déplacées et que je ne mentionnerai pas, à modifier complètement cette pièce, en n'y faisant plus figurer le mot *peste*. La Municipalité s'empressa alors de communiquer partout, qu'à la suite d'une constatation médicale, la maladie qui sévissait à Merdje n'était point la peste. L'administration sanitaire du reste en reçut aussi une communication officielle. Voilà donc un point de départ propre à donner déjà un libre champ à l'imagination des personnes qui auraient une tendance à émettre des doutes sur la peste en question.

Les agents consulaires résidant à Benghazi, inquiets d'apprendre que la maladie de Merdje tendait à s'aggraver, commencèrent à s'émouvoir et obtinrent que M. le Dr Laval, qui connaissait la peste, l'ayant observée dans ce même pays pendant l'épidémie de 1858, fût envoyé dans le village suspect à l'effet de se prononcer sans retard sur la maladie régnante.

La solution du problème ne se fit pas attendre; je reproduirai ici, en partie, le rapport de ce malheureux confrère :

A Son Excellence le Gouverneur de la Province de Benghazi.

« Monsieur le Gouverneur,

« Sur l'invitation que vous m'avez fait l'honneur « de m'envoyer, par l'intermédiaire du Vice-Consul « de France, Mr E. Ricard, invitation que j'ai reçue « au fort de Guéguep le 2 de ce mois, je suis parti, « dès que j'ai trouvé une monture, pour le Merdje, « où je suis arrivé le 7 juin.

« J'ai visité quinze malades et, d'après un examen « minutieux, j'affirme que l'épidémie qui existe, en « ce moment, parmi la population sédentaire de « Merdje, est la *peste à bubons*, connue sous le nom « de *Ouebba* en langue turque, et de *Khobba* en « langue arabe.

« L'épidémie s'est primitivement déclarée sur des

« bédouins appartenant à diverses tribus, celles des « Orphas, des Dursas et des Brassas, qui vinrent en-« semble aux environs de Merdje où ils ont quelques « ensemencements d'orge.

« En temps ordinaire, ces bédouins viennent au « Merdje pendant le jour, pour se mettre au service « des marchands, et retournent passer la nuit sous « la tente. Ils avaient ramassé pendant l'hiver der-« nier, une certaine quantité de vieux linges de « toute nature qu'ils emportèrent avec eux, lorsque « vers la fin du mois de mars de cette année, ils « quittèrent le Merdje pour mener leurs animaux « dans les collines voisines, à quatre lieues vers le « sud-ouest.

« Ces bédouins étaient alors au nombre de 34, « dont 9 hommes, 11 femmes et 14 enfants; pen-« dant l'année précédente et même depuis plus de « deux ans, ils se nourrissaient mal, mangeant « toutes sortes d'herbes cuites, mélangées à un peu « de farine d'orge et de paille, et buvant du lait en « quantité insuffisante. Ayant depuis longtemps « vendu les couvertures qui leur servent d'objets de « literie, ils couchaient sur les chiffons qui étaient « entassés dans leurs tentes. Leur campement se « composait de huit tentes.

« Vers les premiers jours du mois d'avril dernier, « un des enfants tomba malade et mourut au bout « de cinq jours; trois jours après, le père de cet « enfant s'alitait et mourait en six jours. Cinq jours

« après, une tente voisine avait deux nouveaux « malades : un garçon de 12 ans et un homme de « 40 ans. Huit jours après, une femme âgée de « 50 ans était prise à son tour dans une troisième « tente. Au bout de 20 jours, on comptait des ma- « lades dans chacune des tentes. Il y a eu en tout « 10 malades sur lesquels 7 sont morts.

« Parmi les trois individus guéris, j'ai constaté « chez deux hommes, l'un âgé de 30 ans l'autre de « 25 ans, un reste de bubon siégeant à l'aisselle; ces « hommes ont repris leur vie habituelle, et ne res- « sentent plus rien depuis 20 à 25 jours, l'autre « personne qui avait été atteinte (une femme), ne « se trouvait pas aujourd'hui sous les tentes, mais « ses compagnons m'ont affirmé qu'elle était guérie « depuis plus d'un mois. Au dire de ces bédouins, le « dernier cas de la maladie se serait déclaré, il y a « 33 jours, sur une femme âgée de 50 ans, qui « mourut le 7e jour, et depuis ce dernier cas aucun « autre individu n'a plus été atteint. Les bédouins « ont donc perdu 7 hommes sur 10 malades : un « homme âgé de 50 ans, 4 enfants âgés de 3 à 15, et « 2 femmes, l'une âgée de 30 ans, l'autre de 50 ans « environ.

« Tous les sujets atteints ont présenté un bubon, « soit dans l'aîne, soit dans l'aisselle ou au cou. Le « bubon apparaissait dès le premier ou dès le second « jour. En même temps survenaient des vomisse- « ments, un violent mal de tête, un grand accable-

« ment et du délire chez cinq malades. La mort a « eu lieu du troisième au cinquième jour chez 3 « malades, le 6e jour chez un autre, et vers le 7e jour « pour le reste. Les 3 malades guéris se sont relevés « après le 5e et 7e jour, et ont eu une convalescence « de 3 à 4 jours seulement.

« Pendant la durée de cette épidémie, les bédouins « n'eurent, d'après leur rapport, aucune communi- « cation avec les autres tribus, et ne vinrent pas au « Merdje; mais on ne peut pas compter sur la véra- « cité de ces hommes. Quoi qu'il en soit, ils sont « venus camper à un kilomètre au sud-est de Merdje, « il y a aujourd'hui 23 jours, menant avec eux « leurs trois sujets encore convalescents, puisque j'ai « constaté chez deux hommes, comme je l'ai dit pré- « cédemment, deux tumeurs ganglionnaires de l'ais- « selle, dures et de la grosseur d'une noix, qui indi- « quaient la place où s'était montré le bubon.

« *Epidémie de Merdje.* — Le village de Merdje « se compose d'environ 100 individus sédentaires « distribués dans une cinquantaine de maisons « construites avec les ruines de l'ancienne ville de « Barsès. Pendant le mois de mars et d'avril, il « régnait dans cette population des fièvres intermit- « tentes, comme cela a lieu à la même époque chaque « année, mais aucun individu n'y était mort depuis « plus de 4 mois; lorsque le 28 mai, 11 jours après « l'arrivée des bédouins qui venaient d'être atteints « par une maladie ayant les caractères de la peste,

« il mourut 2 enfants mâles, l'un âgé de 10 ans, « l'autre de 12 ans; les enfants étaient malades de« puis 3 à 6 jours seulement, et présentaient, parmi « les autres symptômes d'une maladie fébrile, un à « deux bubons à l'aîne. En même temps, deux indi« vidus se trouvaient malades de la même manière, « chacun portant un bubon. Le 1er juin, mourut en « 3 jours un homme âgé de 45 ans, ayant également « un bubon à l'aisselle. Le 2 juin, une femme de « 40 ans, malade depuis 10 jours, succombait en « présentant également un bubon à l'aîne. Le 4 juin, « une femme de 30 ans et un enfant de 10 ans suc« combaient avec les mêmes accidents de bubons. « Le 7 juin, un vieillard de 60 ans mourait après « 7 jours de maladie et avec 2 bubons. Enfin, une « enfant de 3 ans, sur laquelle j'ai trouvé un bubon « en avant de l'oreille et un bubon au-dessus et en « dedans du pli du coude, est morte sous mes yeux « au 8e jour de la maladie.

« Les premiers cas paraissent s'être déclarés vers « le 20 mai (5 jours après l'arrivée des bédouins). Il « y a eu en tout 25 malades dont 8 ont succombé.

« Voici les symptômes que j'ai notés sur les mala« des encore existants, qui sont au nombre de 15. « Le début du mal a eu lieu par un frisson chez « 3 sujets; ce frisson est accompagné d'une sensa« tion de faiblesse et de brisement des membres; dès « le 1er jour les malades n'ont pas pu se tenir assis. « Huit sont tourmentés par une soif excessive, ils

« rejettent tout ce qu'ils prennent, même les liqui-
« des; mais les sept autres n'ont pas de vomisse-
« ments et ressentent peu d'altération. Le pouls de
« tous ces malades est très-fréquent, de 100 à 130
« pulsations. Trois individus ont été pris des
« premiers accidents dans le courant de cette nuit;
« ces trois malades ont une température élevée de
« 39° à 40° centigrades, que j'ai prise dans l'aisselle
« à l'aide d'un thermomètre. Deux de ces individus
« ont déjà un bubon inguinal qui s'est déclaré envi-
« ron 8 heures après le début du mal. La tempéra-
« ture est également un peu élevée à 38° cent. chez
« 5 sujets malades depuis 4 jours. Les 7 autres ma-
« lades sont atteints depuis 5 à 7 jours au plus; ces
« derniers n'ont que la température ordinaire, ou
« même un peu plus basse (37°), et l'enfant, à l'ago-
« nie de laquelle je viens d'assister, ne présentait que
« 36° c. seulement, 6 heures avant sa mort. Les bu-
« bons sont très-douloureux, ils siègent au cou chez
« 3 malades, à l'aisselle chez 5 et dans l'aîne chez les
« autres. Deux sujets ont seuls deux bubons. Aucun
« bubon n'a encore suppuré, même chez les indivi-
« dus qui sont convalescents, etc., etc. »

Merdje, le 8 juin 1874, à 9 heures du soir.

(Signé) LAVAL.

Malgré les renseignements précis énoncés dans le commencement du rapport ci-dessus, le pays créa une commission, composée de plusieurs notables de la ville de Benghazi, à laquelle deux médecins maltais et arabe furent associés sous la présidence de M. Vidal, Consul Général d'Amérique à Tripoli, pour s'assurer encore une fois si la maladie de Merdje était bien la peste. M. le Dr Laval n'eut pas de peine à convaincre cette nouvelle commission, sur le rapport de laquelle les autorités consulaires de Benghazi se décidèrent alors à établir la pièce ci-après :

« Nous soussignés faisons la déclaration suivante :

« Excellente santé publique à Benghazi et dans les environs.

« *Remarque*. Depuis le 28 mai, il règne au Merdje, « petit village situé dans les montagnes à 20 heures « de Benghazi, la *peste à bubons*, qui, d'après les « derniers renseignements, n'est pas sortie de ce « village, et contre laquelle on s'est prémuni, en « renforçant, le 29 juin, autour du Merdje, un cor- « don sanitaire déjà établi dans les premiers jours « de la maladie.

« Benghazi, 30 juin 1874.

« (*Suivent les signatures de tous les Consuls de ladite ville.* »

Je ferai remarquer en passant, pour montrer l'esprit d'opposition cachée qui existait alors, que l'un des signataires, après avoir adhéré à la déclaration ci-dessus, affirmait ensuite non-seulement que la maladie en question n'était point la peste, mais se permettait au fort de l'épidémie de délivrer à un capitaine de navire allant en Europe, un certificat officiel (patente consulaire) exactement dans le sens de son affirmation. Je pourrais ici reproduire ce certificat au-dessous de la pièce signée par lui et ses collègues, mais par condescendance je ne m'y arrêterai pas, qu'il me suffise de dire que le journal *Il Corriere Mercantile* de Malte a rendu ce fait assez public. Avec de telles contradictions, comment peut-on éviter les divergences d'idées? De cette façon, je le répète, elles deviennent inévitables, aussi est-il bon, à mon avis, de mettre au jour ces menées, afin, au cas échéant, de prévenir toute confusion et ne laisser entre les mains de nos contradicteurs qu'une arme déjà brisée.

Arrivé dans la province de Benghazi, au moment où l'épidémie de Merdje touchait à son déclin, je fus bientôt à même de me prononcer à mon tour sur la nature de la maladie et de connaître toute l'étendue du mal. En effet, le fléau était sorti du village de Merdje pour envahir différents points de l'intérieur.

Me transportant parfois à des distances assez considérables, vu l'éloignement respectif des campements atteints, il m'est arrivé bien souvent, au lieu d'observations médicales, de ne recueillir que des renseignements, m'étant impossible de suivre, sous des tentes de nomades, les quelques malades qui s'y trouvaient aussi scrupuleusement que je l'eusse fait dans tout autre endroit, où les moyens d'approvisionnement n'auraient pas fait défaut.

Les premiers pestiférés que j'ai pu observer, se trouvaient dans les campements connus sous le nom de Aït-Zekri et Aït-Brakta. Je vais brièvement mentionner quelques observations; les unes appartenant aux tentes dont je viens de parler, les autres prises indistinctement dans tous les campements qui ont été envahis par le fléau.

— 1° Sadik-Ben-Younès, âgé de 42 ans. Cet homme avait été attaqué deux jours avant ma visite. Dès le début, il avait éprouvé des frissons, des douleurs contusives dans les membres et surtout dans les reins, une sensation de gêne se faisait sentir dans le pli cruro-inguinal gauche; à ces vertiges se joignait aussi de l'inappétence. Vers le soir du premier jour, une légère céphalalgie se déclara, le lendemain elle était plus intense; le malade avait des nausées, une forte chaleur dans l'arrière-gorge et une soif ardente, une douleur assez vive siégeait à l'aîne gauche, où s'était fait jour un bubon. Dans cette dernière journée, il eut des vomissements bilieux. La station était difficile; les forces anéanties. A ma visite, il accusa une violente céphalalgie, la fièvre était intense, la langue large, blanche au centre, rouge aux bords et à la pointe. Les réponses du malade étaient lentes, mais nettes. Le bubon, fort douloureux, avait grossi et présentait une forme oblongue, sa couleur était à peu près comme celle des tissus environnants; il y avait de la constipation. Le sixième jour, cet homme mourut ayant eu du délire et des pétéchies, plus nombreuses sur la face antérieure du thorax que sur les autres parties du corps où elles étaient disséminées en petite quantité. Ces pétéchies ressemblaient à des grains de poudre à tirer, figés dans la peau.

— 2° La femme de Sadik-Ben-Younès, âgée de 38 ans, mourut aussi vers le huitième jour, ayant eu des vomissements noirs, et un bubon inguinal; il existait aussi une petite plaie circulaire à fond grisâtre sous la mamelle gauche (charbon).

— 3° Le fils de Sadik-Ben-Younès meurt au cinquième jour avec bubon axillaire et hématémèse. Il était âgé de 10 ans.

— 4° Em-el-Héna, femme âgée de 30 ans. Arrivée au dixième jour de la maladie, voici les phases qu'elle a traversées :

Dès le début, cette personne ressentit une grande faiblesse et une tendance irrésistible au repos; elle éprouva ensuite des douleurs lombaires et un brisement général des membres, accompagné de vertiges; elle fut obligée de cesser ses occupations, et avait un dégoût complet pour tout aliment; elle se plaignit ensuite de douleurs à l'aisselle gauche et accusa des frissons erratiques dans tout le corps, en même temps que se déclarait une céphalalgie frontale assez vive.

Le lendemain, le bubon axillaire faisait saillie, déterminant une grande inflammation qui s'irradiait jusqu'au sein du même côté, où la malade portait souvent la main pour empêcher le poids de cet organe d'augmenter la tension douloureuse des parties enflammées; elle prétendait avoir ressenti des douleurs lancinantes au niveau du mamelon, comme au creux axillaire; elle eut ensuite quelques nausées, et le 3me jour apparurent des vomissements bilieux. La céphalalgie et la fièvre avaient atteint une grande intensité et le délire se manifesta. Le bubon grossissait et était comme un œuf de poule. Vers le cinquième jour, la céphalalgie et le délire s'amendaient; mais il y avait une soif excessive, avec une sensation de forte chaleur à la gorge. Dès le début du mal, il y eut constipation. La fièvre alla en diminuant, et le soir du 6me jour la malade se trouvant un peu mieux, son attention se porta toute entière sur le bubon axillaire, qui lui occasionnait toujours de grandes souffrances. Elle était dans une faiblesse telle qu'elle ne pouvait exécuter que des mouvements limités sans se lever de sa couche; ce n'est que vers le 8me jour qu'elle ressentit une amélioration réelle et qu'elle put sortir de sa tente.

Au 10me jour, voici dans quel état elle se trouvait : D'après renseignements, elle n'avait point éprouvé un amaigrissement trop considérable, le faciès seul avait subi une altération particulière des traits, qui donnait à la physionomie un air d'abattement caractéristique. La malade étant levée présentait une démarche chancelante et mal assurée, et portait la tête fortement inclinée de côté, ce qui, dans cette position, donnait une expression étrange au jeu de ses yeux, qui parfois fixes et brillants annonçaient tantôt l'étonnement, tantôt un air mélancolique. Elle répondait bien aux questions que je lui faisais adresser, mais avec lenteur et un peu d'embarras dans la parole, paraissant faire des efforts pour rassembler ses souvenirs. Sa langue était recouverte d'un enduit blanchâtre, rouge-pâle à la pointe et sur les bords, et elle disait avoir une bouche amère et point d'appétit. La constipation avait cessé.

Le bubon de l'aisselle devenu plus volumineux, bien que moins douloureux, était proéminent de la grosseur d'un œuf de dinde, d'une couleur violacée. Les parties voisines étaient gonflées avec empâtement; une lymphangite superficielle se montrait à la partie supérieure et interne du bras.

Ayant revu quelques jours après cette personne, je l'ai trouvée en bonne voie de convalescence; le bubon axillaire, au lieu de poursuivre son cours vers la suppuration, s'était aplati et m'a paru en état de résolution.

— 5° Je découvris ensuite une autre malade, couchée sous une tente, au septième jour de la maladie, ayant un bubon à l'aîne gauche, et des pétéchies sur l'abdomen. Kérima, fille âgée de 15 ans, était allée selon son habitude conduire les troupeaux aux champs voisins, lorsque vers le milieu de la journée, elle fut saisie de douleurs contusives dans les membres et les reins; ressentant une fatigue extraordinaire; elle fit part à son frère qui l'accompagnait, et duquel je tiens ces renseignements, du malaise qu'elle éprouvait; elle souffrait aussi à l'aîne, et vers le soir elle eut une légère céphalalgie et des bourdonnements d'oreilles; ce n'est qu'avec peine qu'elle regagna son campement; arrivée sous la tente, elle se coucha et parut reposer tranquillement jusqu'au matin.

A son réveil, elle accusa une céphalalgie frontale, plus forte que la veille; parfois elle ressentait des frissons et avait des nausées; la soif était vive; elle commença à souffrir à la région inguinale où un bubon apparaissait. Avant la fin de la journée, elle eut des vomissements de matières alimentaires; la fièvre devint plus intense, la tête était brûlante, la céphalalgie très douloureuse. Un délire accompagné de rêvasseries et d'assoupissement se manifesta, et ce n'est que vers le cinquième jour que tous ces symptômes diminuèrent d'intensité; la malade se plaignait alors du bubon inguinal, qui s'était considérablement développé, occupant dans le sens du pli toute la région. Depuis le commencement de la maladie, il y avait une constipation opiniâtre.

Cette fille à ma visite se trouvait dans les conditions suivantes :

Couchée dans le décubitus dorsal, les membres pelviens légèrement fléchis sur le tronc, à mon approche, elle essaya de s'asseoir sur sa natte, mais ayant effectué ce déplacement avec beaucoup de difficultés, elle ne put conserver cette position et dut se recoucher de nouveau.

La tête était légèrement tournée vers moi, ses traits allongés, sa figure pâle, son regard immobile dénotait la souffrance et la surprise.

La malade n'avait plus de céphalalgie, elle était dans une grande faiblesse, ses réponses étaient nettes; la langue épaisse blanche au centre, rouge aux bords et à la pointe; examinant les yeux, ils me parurent luisants et larmoyants.

Faisant découvrir la malade pour observer le bubon, mon attention fut tout d'abord attirée par des taches rouges-noirâtres qui existaient sur la région abdominale; ces taches n'étaient autres que des pétéchies.

Le bubon faisait peu de saillie, la coloration de la peau était rougeâtre; la malade accusait, en ce niveau, des douleurs lancinantes. De forme oblongue ce bubon occupait le pli cruro-inguinal.

A mon retour, je retrouvai cette personne dans un état tout à fait rassurant, un mieux sensible s'était manifesté; elle se levait, l'appétit et les forces semblaient renaître. Le bubon n'avait pas suppuré et s'était effacé.

C'est sept jours après ma première visite que je constatai le changement ci-dessus, la malade était convalescente.

— 6° Le nommé Téhaya, arrivé au 11e jour de la

maladie, portait un bubon inguinal et un bubon axillaire; anthrax à l'avant-bras.

Cet homme, âgé de 37 ans, d'une bonne constitution, éprouva dès l'invasion du mal, un véritable état courbatural, avec un sentiment de gêne à l'aîne gauche. Il se mouvait difficilement, étonné de voir sa vigueur complétement anéantie. La tête lui tournait comme à un homme en état d'ivresse. Il se dirigea, en titubant, sous sa tente où il fut obligé de se coucher.

La céphalalgie se déclara et des douleurs sourdes se manifestèrent dans l'aîne ; la soif était insatiable, la fièvre et la céphalalgie frontale ne tardèrent pas à augmenter, le malade disait alors avoir ressenti des alternatives de froid et de chaleur; il eut ensuite quelques vomissements verdâtres. La céphalalgie s'était exaspérée. Les douleurs à l'aîne devinrent pongitives, un bubon s'était fait jour en cette région.

Vers le 3e jour, Téhaya eut du délire, il paraissait dormir et rêvasser, le délire fut de courte durée, et cessa le lendemain ; le malade accusa de violentes douleurs à l'aîne et à l'aisselle du même côté; un autre bubon se dessinait au creux axillaire.

Les symptômes précédents diminuèrent d'intensité au 5e jour, et le malade sentit un peu d'amélioration; il n'était plus tourmenté que par les bubons et une tumeur qui siégeait à la face postérieure et moyenne de l'avant-bras ; à la constipation, qui avait existé jusqu'à ce jour, succédèrent deux selles.

Le mieux continua à suivre son cours, et le 11e jour, lors de mon observation, le malade se levait accusant cependant une grande faiblesse; plus de constipation, un peu de diarrhée, l'appétit n'avait pas encore reparu. La langue, recouverte d'un léger enduit blanchâtre, était d'un rouge pâle sur les bords et à la pointe.

Les traits de la face étirés, le regard triste, les yeux un peu injectés paraissaient exprimer le découragement; la tête fléchie tantôt d'un côté, tantôt de l'autre, donnait à l'ensemble de la physionomie une attitude de supplication, de résignation.

Les bubons proéminaient, sans changement bien sensible de coloration à la peau. Il y avait peu d'inflammation dans la région inguinale, à l'aisselle l'empâtement était plus marqué.

Les mouvements des membres inférieur et supérieur gauches étaient limités et douloureux ; le malade ne pouvait encore soutenir longtemps la station verticale; il marchait en s'appuyant sur un bâton. En effet, le bubon axillaire, de la grosseur d'un œuf de poule, présentait un point culminant pouvant faire croire à une ouverture prochaine; quant à celui de l'aîne, moins saillant, il s'étendait dans la direction du sillon inguinal.

A la face postérieure et moyenne de l'avant-bras, on remarquait une tumeur violacée, de la grosseur d'une noisette; les tissus voisins étaient tendus et luisants; le malade, en ce niveau, ne souffrait plus. Cet anthrax paraissait en voie de résolution.

A ma deuxième inspection, cet homme allait bien et était convalescent. Il me dit cependant qu'avant d'en arriver là, il avait parfois éprouvé des frissons, de légers mouvements fébriles, qui m'ont paru avoir peut-être quelque relation avec cette résorption subite de pus des bubons et de l'anthrax.

— 7e Sous la même tente se trouvait alitée une autre personne, au 4me jour de la maladie, ayant un bubon inguinal à droite.

Ahmed, âgé de 62 ans, après avoir eu une sensation de lassitude générale et un état courbatural très-marqué, ressentit ensuite quelques douleurs sourdes à l'aîne et des bouffées de chaleur; dès le deuxième jour, survinrent des nausées et des vomissements bilieux; la douleur à l'aîne devint plus violente et le bubon se développa. La céphalalgie et la fièvre étaient intenses, une soif ardente tourmentait le malade, qui accusait une sensation de brûlure dans la gorge; pas de délire.

A mon arrivée, il présentait les symptômes suivants :

Décubitus dorsal, hébétude de la face, bouche entr'ouverte, yeux brillants et injectés, fixité du regard, intelligence nette, un peu de prostration. La langue était large et blanche, d'un rouge vif à la pointe et aux bords. La céphalalgie avait un peu diminué; constipation dès le début. Le bubon à l'aîne très-douloureux, faisant peu de saillie, avait une forme oblongue; la peau, en ce niveau, était colorée en rose. Difficulté dans les mouvements, voix brisée, et lenteur dans la parole. La fièvre était un peu tombée relativement à la veille. Revenu 7 jours après, je trouvai Ahmed beaucoup mieux, quoique fort abattu et encore couché, ayant une grande faiblesse. Le bubon, gros comme un œuf de poule, avait augmenté de volume, mais il était moins douloureux. L'appétit renaissait; Admed ne réclamait que des forces que son âge avancé ne lui permettait point de reconquérir aussi vite que les autres malades, mais elles revinrent graduellement, car lorsque je le revis une autre fois, il était tout à fait rétabli.

Ne voulant point tomber dans des redites, je vais me borner à de simples énumérations, les accompagnant des symptômes saillants de la maladie. Je citerai d'abord quelques cas *dont la terminaison a été funeste.*

— 8e Hassan, fils de Mohamed Zekri, mort au troisième jour de la maladie avec un bubon inguinal et des taches noires sur tout le corps; selles sanguinolentes.

— 9e Saïd-ben-Issa, au huitième jour, avec bubon inguinal et parotides; plaie circulaire à fond grisâtre à la région épigastrique (charbon). Vomissements noirs.

— 10e Le fils de Hassan-Omar, au sixième jour, avec bubons axillaire et inguinal, selles diarrhéiques nombreuses.

— 11e Mohamed, mort au cinquième jour, avec bubon axillaire et pétéchies noirâtres.

— 12e et 13e Les deux petites-filles de Mohamed; l'une, avec bubon parotidien, morte au cinquième jour; l'autre, au quatrième jour, avec un bubon inguinal.

— 14e Othman-ouled-Yonès-Adela, morte au sixième jour avec parotides et pétéchies; anthrax à la région dorsale.

— 15e Ali-ouled-Mohamed-Cherfiddin, au septième jour, avec bubon axillaire, diarrhée, taches noires sur le tronc (pétéchies).

— 16e Son fils Abdoullah, au sixième jour, avec un bubon inguinal (rien de particulier).

— 17e Sa tante Banthera, morte au huitième jour. Bubon axillaire et pétéchies.

— 18e Ibrahim, fils de Banthera, bubon inguinal, tumeur au niveau du côté externe du coude du bras droit, vomissements noirs, pétéchies; mort au sixième jour.

— 19e Mohamed-ouled-Hamed-Zerga, âgé de 25 ans, mort au quatrième jonr de la maladie, avec bubon axillaire et pétéchies noires.

— 20e Em-el-Héla, femme de 35 ans, morte au troisième jour de la maladie, avec parotides et pétéchies. Vomissements de sang.

— 21e Mohamed, fils de Husséïn, 15 ans, mort au cinquième jour, pas de vomissements dans le cours de la maladie.

— 22e Son frère, âgé de 12 ans, avec bubon axillaire, mort au quatrième jour.

—23e Yaçim, mort au cinquième jour de la maladie, avec bubon à l'aîne, vomissements de sang et taches noires sur le corps. Cet homme était âgé de 37 ans.

— 24e Une fille de Ferjani-Boukra, de 10 ans, mourut au quatrième jour de la maladie, avec bubon axillaire, parotides et pétéchies.

— 25e La fille Bou-Cenna, âgée de 22 ans, morte au septième jour de la maladie, avec bubon axillaire, vomissements noirâtres dès le début, diarrhée, petite plaie grise au-dessous de l'aisselle droite (charbon).

— 26e Une fille de 17 ans de Suléiman-Boukra, morte au 5e jour avec un bubon inguinal et tumeur à la face interne de la jambe (anthrax), n'a pas eu de vomissements pendant le cours de sa maladie. Pétéchies sur la poitrine; diarrhée.

— 27e Zeinel-bent-Abdallah, âgée de 12 ans, morte au troisième jour, pas de vomissements, diarrhée, bubon parotidien oblong, entourant une partie du cou, pétéchies noires sur la poitrine, épistaxis, délire tout le temps.

— 28e Damkra, femme d'Ahmed-Busbak, 65 ans, morte au 4e jour, un vomissement, constipation.

— 29e Negghia-bent-Hechem, âgée de 12 ans, au troisième jour, trois vomissements noirs, selles sanguinolentes, un bubon à l'aisselle gauche, pétéchies noires sur la poitrine, particulièrement au voisinage du bubon. Affaissement du bubon à la mort.

— 30e Mahmoud-ouled-Ahmed-Busbak, âgé de 36 ans, mort au troisième jour, pas de vomissements, diarrhée verdâtre, un bubon à l'aîne droite, pétéchies, délire.

Je ne veux point poursuivre cette nomenclature; on voit, par ces citations, qu'aucun décès ne s'est produit au-delà du 8e jour; que la peste attaque à tout âge; qu'aucun des bubons chez les décédés n'a suppuré, et que les vomissements manquaient chez certains.

Je ne croirai pas superflu de mentionner aussi quelques cas *où la terminaison a été heureuse.*

— 31e Saïd-ben-Fatrha, âgé de 20 ans; dès le début douleurs aux parotides; bubon en cette région. Vomissements bilieux à deux reprises, brisement des membres, constipation, forte céphalalgie, rêvasseries, sueurs. Le malade se levait au huitième jour, le bubon s'est ouvert le 15e jour.

— 32e Fatma-bent-Ali, âgée de 40 ans, complètement guérie vers le 11e jour, bubon axillaire gauche, pas de suppuration. Apparition du bubon le 2e jour de la maladie.

— 33e Mabruka-bent-Fatma, 5 ans, bubon à l'aîne en suppuration vers le 13e jour.

— 34e Aïcha-bent-Mohamed, 60 ans, bubon à l'aisselle. Elle n'eut ni vomissements, ni délire; rétablie vers le 9e jour.

— 35e Husseïn-ouled-Aïcha, 5 ans, bubon au creux poplité, pas de suppuration. Rétabli au 11e jour.

— 36e Zegba-ben-Abdurrahman, 30 ans, bubon à l'aîne dès le 2e jour, pas de suppuration.

— 37e Rabha-bent-Taled, 32 ans, bubon à l'aisselle, pétéchies rouges sur la poitrine, épistaxis dès le début, rétablie vers le 12e jour.

— 38e Mohamed-ouled-Abdurrahman, 30 ans, bubon axillaire non-suppuré, anthrax en suppuration à la partie externe de la région sus-claviculaire gauche.

— 39e Adidja-bent-Mansourra, 6 ans, bubon à l'aisselle non-suppuré, pas de vomissements dans le cours de la maladie ; rétablie au 9e jour, etc., etc.

Dans les quelques énumérations qui précèdent, nous voyons que la plupart des bubons atteignaient la suppuration, et qu'ils siégeaient beaucoup plus fréquemment aux aînes et aux aisselles. Nous établissons aussi que toute personne attaquée par le fléau, présentait toujours un bubon, parfois des anthrax et des pétéchies ; les charbons n'ayant apparu que dans les cas graves.

Les exemples que je viens de citer me paraissent en nombre suffisant, pour que la nature de la maladie ne puisse être mise en doute. En effet, tous les signes pathognomoniques de la peste, bubons, charbons et pétéchies, naissant au milieu des symptômes dont j'ai fait mention, se trouvent réunis dans la maladie de Benghazi, qui ne diffère en rien des pestes de Nimègue, de Londres, de Marseille, d'Egypte et de Moscou. Il serait donc difficile de ne point reconnaître la peste et de la confondre avec toute autre épidémie.

II

Symptomatologie de la peste de Benghazi.

Je vais essayer maintenant, en groupant les symptômes observés, de tracer un tableau général de la maladie.

Prodromes. — Les signes prodromiques présentent une si grande régularité, et souvent une durée si courte, qu'on peut les considérer comme nuls. Dans la peste de la Cyrénaïque presque tous les malades que j'ai consultés m'ont affirmé cependant avoir ressenti dès le début, une lassitude générale et quelques frissons; l'appétit devenait nul, et à cette anoréxie succédait bientôt un brisement des membres, un véritable état courbatural ; des vertiges et une grande difficulté dans les mouvements apparaissaient ensuite ; en même temps se faisaient parfois sentir des douleurs sourdes dans les régions ganglionnaires.

Je passerai rapidement en revue les différents appareils de l'économie, où se montraient habituellement les symptômes importants.

Appareil digestif. — Comme je viens de le signaler dans les prodromes, l'appétit était complétement anéanti. Les pestiférés éprouvaient du dégoût pour toute espèce d'aliment. Mais dès qu'un mieux sensible venait à se manifester dans les symptômes de la maladie, on voyait un revirement subit s'opérer chez eux : en effet, à peine entraient-ils en convalescence qu'ils accusaient un vif appétit; une chaleur âcre se faisait sentir chez les uns dans l'arrière-gorge, chez d'autres à la région sternale. La bouche était sèche, amère, et la soif des plus vives, inextinguible, même lorsque les liquides n'étaient pas immédiatement rejetés.

La langue large, rouge aux bords et à la pointe ordinairement, présentait souvent à son centre cet aspect blanc nacré décrit par les auteurs : elle était quelquefois aussi comme rôtie et fendillée, noirâtre, recouverte d'un enduit fuligineux, mais fort rarement et dans les cas graves.

Dès l'invasion du mal, des nausées suivies de vomissements se sont presque constamment montrées; quelques malades seulement n'ont pas eu de vomissements. Ces évacuations, lorsqu'elles existaient, étaient d'abord formées par des matières alimentaires, puis devenaient bilieuses présentant tantôt des couleurs verdâtres, tantôt noires. Enfin, il y avait aussi de véritables hématémèses.

La diarrhée et la constipation existaient chez les pestiférés. Tantôt la constipation dès le début du mal persistait jusqu'à la fin; parfois une diarrhée abondante lui succédant, le malade en ressentait un soulagement. On voyait aussi la diarrhée s'établir dès le commencement de la maladie jusqu'à la terminaison; ces cas étaient les plus graves. La constipation a été plus fréquente que les relâchements abdominaux. Les selles diarrhéiques étaient grisâtres, noires, souvent sanguinolentes ; des malades ont présenté des entérorrhagies, au moment où la mort survenait.

Appareil circulatoire. — Quelques malades prétendaient éprouver au niveau de la région précordiale des douleurs assez vives. La fièvre allait rapidement en augmentant dès le début. Le nombre des pulsations atteignait le chiffre de 100 à 130 à la minute, vers le 5e et le 6e jour la fièvre s'amendait, et le pouls diminuait ordinairement de fréquence. D'après les observations thermométriques de mon confrère, le Dr Laval, la température prise sous l'aisselle dans les premiers jours de la maladie s'élevait à 39° et 40° centigrades, elle baissait ensuite, et dans des cas graves elle descendait jusqu'à 34° centigrades.

Diverses hémorrhagies se sont présentées; nous avons eu à noter des épistaxis, des hémoptysies, des vomissements sanguinolents, des flux de sang par l'anus, et des selles liquides noirâtres où se remarquaient des stries sanglantes. Tous ces phénomènes rendaient toujours le pronostic fatal.

Appareil respiratoire. — Quelques pestiférés ont présenté une espèce de dyspnée, la respiration était laborieuse, et le nombre des mouvements respiratoires assez grand ; c'est vers la dernière phase de la maladie que ce symptôme se produisait, lorsque l'issue devait être funeste ; ces troubles paraissaient purement nerveux.

Innervation. — L'ensemble de la physionomie d'un pestiféré a un caractère tout à fait particulier ; tantôt il exprime la souffrance, la surprise, le découragement, la résignation par le faciès et le jeu des yeux, qui sont parfois injectés, larmoyants et brûlants ; d'autres fois il y a dans le regard du malade un strabisme très prononcé qui, joint à une face pâle avec des traits allongés, ne fait qu'accentuer davantage cet air d'abattement que prend le pestiféré dès l'invasion de la maladie. La personne atteinte présente alors, lorsqu'elle se déplace, tous les signes d'un anéantissement considérable des forces ; en effet, la démarche en est incertaine, chancelante. Il est à remarquer, malgré cette démarche titubante, que le malade ne tombe pas. Le système musculaire paraît avoir perdu de sa motilité, les membres sont flasques, et la tête, semblant céder à son propre poids, s'incline sur l'un des côtés ; c'est alors qu'exténué de faiblesse, conservant difficilement la station droite et même assise, le malade vient s'aliter.

Je considérerai comme une des manifestations nerveuses, ces vives douleurs qui siègent aux lombes et dans les membres, dès le début du mal. Je signalerai aussi cette sensation de brûlure dans l'arrière-gorge et cette gêne à la région précordiale. Il en est de même de la céphalalgie frontale qui devient en peu de temps fort intense et des plus douloureuses, et qui est toujours accompagnée, surtout le premier jour, de vertiges, de bourdonnements d'oreilles et de bouffées de chaleur. Dans certains cas, des frissons erratiques se font aussi sentir sur tout le corps. Le délire s'est montré dans la plupart des attaques, tantôt il était loquace, mais le plus souvent tranquille. Quelques pestiférés arrivaient à une véritable prostration, d'autres n'avaient que de l'assoupissement, un état comateux léger, l'intelligence se trouvant généralement conservée, même quelques instants avant la mort.

J'arriverai maintenant à faire une esquisse des phénomènes locaux tels que bubons, charbons et pétéchies.

Bubon. — Aux douleurs sourdes ressenties dans les régions ganglionnaires, succède bientôt une tumeur ronde ou oblongue; c'est ordinairement vers le 2e jour qu'apparaissaient les bubons; quelquefois dans la première journée 7 à 8 heures après les signes précurseurs de la maladie, d'autrefois le 3e et 4e jour; mais jamais dans la peste en question il ne m'a été signalé de bubon après le 5e jour. Les régions le plus abondamment pourvues en ganglions lymphatiques ont été le siège de prédilection des bubons. Ils se montraient le plus fréquemment aux régions inguinales, axillaires et parotidiennes, rarement aux coudes, au-dessus de la clavicule, ou à la partie externe du creux poplité.

La grosseur des bubons est très variable, se présentant comme une amande et atteignant ensuite le volume d'un œuf de dinde, parfois au lieu d'être proéminents ils sont aplatis, s'étendant en surface. La coloration de la peau ne subit aucune modification ou elle affecte tantôt une couleur rose ou violacée. Les douleurs au niveau de ces tumeurs ont toujours été, particulièrement aux premiers jours de la maladie, des plus vives, tourmentant considérablement le malade. Il n'y a eu aucune régularité dans le développement des bubons, qui souvent en quelques heures grossissaient énormément, et dans d'autres circonstances restaient stationnaires. Ces derniers appartenaient habituellement au cas se terminant fatalement.

Fait remarquable, chez aucun des pestiférés qui ont succombé, les bubons ne sont arrivés à suppuration. Ils se développaient lentement et incomplètement, s'effaçant au moment de la mort. Les bédouins regardaient, avec raison, comme un pronostic fâcheux l'affaissement subit des bubons.

Je n'ai observé les bubons en suppuration que chez quelques convalescents vers le 13e ou 17e jour. Le mode ordinaire de terminaison de ces tumeurs était la résolution au 15e et 20e jour. Certaines personnes, longtemps après leur rétablissement, ont conservé à l'état induré de petites tumeurs, aux points où le bubon s'était arrêté dans son travail de résolution.

Toutes les attaques, dans le cours du fléau, ne se sont jamais produites sans l'apparition du bubon; ont fait exception quelques bédouins de la tribu des Abides, où la peste s'est montrée, en dernier lieu, revêtant une forme bénigne. Le nombre de ces tumeurs ganglionnaires a varié d'un à quatre chez le même individu, paraissant indistinctement à droite ou à gauche.

Charbon. — D'autres petites tumeurs se produisent aussi en dehors des régions ganglionnaires, présentant à leur centre une phlyctène vésiculeuse qui se rompt laissant à nu une plaie légère et superficielle, reposant sur des parties qui s'enflamment et se tuméfient. Les douleurs en ce niveau sont alors très-vives ; la gangrène envahit le point central de cette tumeur, qui se sphacèle, l'escharre s'élimine en laissant une plaie circulaire à bords d'un rouge obscur, à fond grisâtre.

Le charbon a été très-rare dans cette épidémie, il ne s'est montré que dans quelques cas, il y a eu des pestiférés qui en ont présenté deux et même trois à la fois. Dans ces cas là, la terminaison de la maladie a toujours été funeste. On a vu ces charbons siéger le plus habituellement à la région thoracique, à la face et aux membres inférieurs.

Pétéchies. — Ces éruptions ont été remarquées principalement au moment où les symptômes avaient atteint leur summum d'intensité. Lorsqu'elles se manifestaient, et qu'elles étaient en coïncidence avec des hématémèses ou des selles sanguinolentes, on pouvait les considérer comme de très-mauvais augure pour l'issue de la maladie. La coloration la plus ordinaire de ces pétéchies était noire, rarement rouge ou rosée. Ces éruptions apparaissaient parfois sur tout le corps, souvent elles se limitaient à quelque partie seulement, groupées plus particulièrement au voisinage des points où les bubons s'étaient fait jour.

Anthrax. — Des anthrax se sont aussi montrés chez la plupart des malades, se terminant ordinairement par résolution; chez certains, ils ont formé des plaies suppurantes. Ils ont toujours été très-douloureux, se multipliant parfois jusqu'à 4 et 5 sur la même personne.

III

Durée, marche et terminaison de la maladie.

La durée de la maladie est d'un septenaire. Dans les cas graves, elle poursuit rapidement son cours, faisant des victimes en deux, trois et quatre jours.

La peste, ayant commencé son évolution, ne s'arrête pas dans sa marche et ne m'a paru offrir des périodes bien tranchées, car bien souvent les symptômes étaient intervertis dans leur ordre ou faisaient en partie défaut, la maladie effectuant sa marche en deux et trois jours dans certains cas; la peste ne m'a pas semblé présenter ni rémissions ni exacerbations dans la succession de ses symptômes, elle conduit brusquement le malade à la convalescence ou à la mort.

La convalescence, malgré la diminution subite de l'intensité des symptômes, me paraît être lente à s'établir, le malade ne reprenant ses forces qu'à la longue, conservant parfois des altérations laissées par la peste (tels que bubons en suppuration, état de langueur, etc.). Du reste, la convalescence ne s'est pas déclarée d'une manière uniforme chez tous les malades : chez les uns elle apparaissait vers le 9e jour, chez d'autres vers le 11e. Dans tous les cas, après le 8e jour, le pestiféré était considéré hors de danger et, par conséquent, comme rétabli. Je répéterai que les symptômes, à partir du cinquième et sixième jour de la maladie, s'amendaient subitement si le malade était appelé à guérir, ou bien s'ils continuaient à s'exaspérer, le malheureux se trouvait plongé dans une grande prostration, et la mort survenait brusquement.

Formes et degrés de gravité. — Laissant de côté les diverses dénominations de peste, inflammatoire, gastrique, nerveuse, etc., tirées de la prédominance de certains symptômes observés, je ne considérerai que deux formes de peste, ne consultant simplement que l'intensité des symptômes et le mode de terminaison de la maladie.

J'admettrai donc : 1° une forme légère ou bénigne ; 2° une forme grave.

J'ai été à même d'observer, dans un campement appartenant à la tribu des Abides, des cas légers de peste. Effectivement :

— 1° Un petit enfant, Resseb-ben-Mezek, ayant un anthrax, gros comme un œuf de pigeon, à la région frontale et en état de suppuration. Agé de 3 ans, il n'avait pas eu de bubon, et n'avait eu qu'un léger mouvement fébrile pendant une maladie de 6 jours.

— 2° Om-el-Heiz, femme de Mohamed Scinghas, éprouva tous les symptômes de la peste, ressentit des douleurs à l'aisselle gauche, aucun bubon ne parut et après 4 jours d'une maladie bénigne, elle était complétement guérie.

— 3° Aluani-ben-Hadji-Lafi, un anthrax au bras, pas de bubons, mêmes conditions que précédemment.

— 4° Sinouci-ben-Hadji-Lafi, deux anthrax, dont un à la cuisse, l'autre à la jambe, ne ressentit que du malaise et ne cessa de vaquer à ses affaires pendant sa maladie.

— 5° Menchaouyé-ben-Hadji-Lafi, âgé de 4 ans, bubon parotidien induré, à droite; à peine une courte indisposition, etc., etc.

En un mot, dans ce campement, sur 74 habitants, on n'a remarqué que 7 attaques, sans aucun décès.

Je conviendrai maintenant de comprendre dans la forme grave ces cas de peste qui, suivant rapidement leur cours, s'accompagnaient de diverses complications, telles qu'hémoptysies, hématémèses, selles sanguinolentes, etc., et qui se terminaient le plus ordinairement par la mort.

Il existe encore une autre forme de peste qu'il est bon de signaler, je veux parler de cette forme larvée de la maladie, où tous les signes extérieurs venant à manquer, la peste n'en suit pas moins sa marche. C'est ainsi que dans un campement situé à Toukra, un enfant, appartenant à *Ferjani-Boukra*, est mort ayant présenté une forte chaleur à la tête et sur tout le corps, sans bubons; quelques cas ont aussi été observés dans l'épidémie de Merdje.

Rechutes, récidives. — Deux personnes ayant rechuté, m'ont été signalées. L'une, à peine convalescente vers le 11e jour, commença à voir réapparaître les symptômes des premiers jours de la maladie; la céphalalgie se montra de nouveau très intense; elle eut des douleurs assez vives au niveau du bubon qu'elle portait à l'aîne; 5 jours après elle allait mieux. L'autre, vers le 13e jour, à la suite d'une fatigue excessive, ayant essayé de reprendre la vie des champs, menant les troupeaux aux pâturages, vit la peste se manifester avec tous les symptômes qu'elle connaissait déjà; elle eut à son retour sous la tente des vomissements de sang; 4 jours après, elle mourait portant des pétéchies noires sur tout le corps et un nouveau bubon à l'aine droite.

Des récidives ont aussi eu lieu, particulièrement dans l'épidémie de Merdje. Des individus complétement guéris contractèrent une seconde fois la peste, et quelques-uns en moururent. Des bédouins ayant déjà eu la peste en 1858, n'échappèrent pas au fléau de 1874. Il m'a été cité des arabes qui ont eu la peste jusqu'à trois fois.

D'après les observations dont j'ai fait mention précédemment, on voit que la maladie frappe à tout âge, sans distinction de sexe, et que la mort arrive avant le commencement du second septenaire.

Pendant le cours de la peste, aucun fait de métastase n'a été enregistré, aucune affection intercurrente n'est venue modifier la marche de la maladie.

IV

Enumération des différents points où s'est abattu le fléau, leur statistique, marche de l'épidémie dans ces divers foyers.

La peste s'est montrée dans plusieurs campements et localités. Il serait assez difficile de préciser exactement l'époque des premières manifestations de cette maladie, mais tous les renseignements sont unanimes pour désigner comme premiers foyers, deux campements, l'un appartenant aux Orphas, l'autre à Férig-el-Hassan.

Ces deux campements étaient situés à proximité à 2 heures 1/2 dans le sud-ouest du village de Merdje; celui des Orphas se composait environ de 8 tentes; 10 attaques de peste se produisirent chez ces bédouins au nombre de 24; il y eut 7 décès. Sous les tentes de Férig-el-Hassan, le fléau se manifesta presque en même temps; les habitants étaient alors représentés par le chiffre de 62; on compta 55 attaques et 22 victimes. La peste ne tarda pas à se propager, étant importée dans une zaouya, ou monastère arabe, à Kéfauta, envahissant les tentes du voisinage.

Des bédouins du campement des Orphas, dont je viens de parler, ne tardèrent pas à communiquer la maladie au village de Merdje.

Quelques cas de peste se manifestèrent ensuite dans la montagne à *Segba*.

Dans les ruines de l'ancienne *Teuchera*, le fléau vint s'abattre sur quelques tentes, et de là s'étendit jusqu'aux campements connus sous le nom *Aït-Zekri* et *Aït-Brakta*. Il apparut ensuite à *Aït-Ahmet* de la tribu *Kmeil;* et dans la tribu des *Abides* en dernier lieu.

J'indiquerai maintenant les distances, par rapport à Benghazi, des différents points qui ont été atteints par la peste.

1° Les campements des *Orphas* et de *Férig-el-Hassan* se trouvaient établis à 16 heures de marche dans le sud-est de la ville de Benghazi.

2° *Kéfauta*. — Ce monastère se trouve dans l'est de ladite ville, à 32 heures de marche, en passant par *Merdje*.

3° Le village de *Merdje*, chef-lieu du canton, composé de 35 maisons et d'un fort pour la garnison, est à 20 heures de Benghazi; c'est le rendez-vous des arabes du plateau de la *Barca*. Il est à l'est de l'ancienne *Bérénice*.

4° *Segba* est une partie de cette montagne dont la continuation aboutissant à la mer, constitue le cap

Teucris. C'est là que la peste s'est manifestée sous une seule tente. Ce point se trouve dans l'est de Benghazi près du littoral, à 18 heures de distance.

5° *Toukra*, n'est qu'une agglomération de ruines parmi lesquelles se trouvaient dressées les tentes qui ont été visitées par le fléau. Il y a 15 heures de marche de Benghazi à Toukra qui est sur le littoral dans l'est.

6° *Aït-Zekri* et *Aït-Brakta;* si l'on vient à longer le littoral, suivant la direction de *Toukra*, prenant Benghazi comme point de départ, l'on arrive à un vaste emplacement de terrain connu sous le nom de *Mebni;* c'est là, à 12 heures de Benghazi, qu'étaient les tentes des campements en question.

7° *Aït-Ahmed*, tribu *Kmeil*. — Dans les montagnes qui courent au sud-est de Benghazi, se montre un vallon présentant peu d'étendue, en entonnoir, où se voit le campement d'*Aït-Ahmed*. La distance de ce point à Benghazi est d'environ 25 heures de marche.

8° *Aït-Abides*. — Les tentes de cette tribu étaient installées à 17 heures au sud-est de Benghazi dans un vallon assez pittoresque.

Je donnerai maintenant un aperçu des statistiques de tous les points où le fléau a sévi, en indiquant la date de l'apparition de la maladie; on aura ainsi sous les yeux une appréciation exacte de la gravité de l'épidémie.

Je n'oublierai pas de mentionner les individus

réfractaires au fléau. En effet, dans le village de Merdje quelques personnes étant restées indemnes pendant la peste de 1858, ont aussi montré la même immunité pendant l'épidémie actuelle. Néanmoins ce fait a peu de valeur, car certaines personnes qui avaient résisté à l'épidémie de 1858 à *Derna*, ont succombé cette fois-ci à *Kéfauta* et dans le campement d'*Aït-Ahmet*. Il ne pourrait donc y avoir immunité réelle pour la peste.

V

Statistique générale de la mortalité dans les points où le fléau s'est montré.

TRIBUS ET LOCALITÉS	COMMENCEMENT ET DURÉE DE LA MALADIE.	POPULATION.	ATTAQUES	MORTS.	GUÉRIS.	RÉFRACTAIRES.
Orphas..........	5 Avril — 1 mois	34	10	7	3	24
Férig-el-Hassan...	7 Avril — 4 mois	62	55	22	33	7
Kéfauta..........	17 Mai — 1 mois 1/2	75	50	25	25	25
Envir. de Kéfauta.	22 Mai — 1 mois	57	39	17	22	18
Merdje..........	28 Mai — 2 mois	310	270	100	170	40
Segba..........	1er Juin — 1 mois	3	2	2	»	1
TouKra..........	3 Juin — 2 mois	16	13	6	7	3
Aït-Zekri........	12 Juin — 2 mois 1/2	32	29	11	18	3
Aït-Brakta........	d° d°	33	27	7	20	6
Aït-Ahmet-Kméill..	15 Juillet — 2 mois	38	31	11	20	7
Aït-Abides........	24 Juillet — 1 mois 1/2	74	7	»	7	67
	Total général..........	734	533	208	325	201

D'après des informations que j'ai pu recueillir, la peste se serait manifestée avant l'époque indiquée dans cette statistique ; en effet, 6 mois auparavant il mourait çà et là, isolément, dans la grande tribu des *Orphas*, quelques personnes avec des gonflements aux aînes, aux aisselles et au cou. Ne serait-ce point là des cas de peste sporadique? Et cette maladie n'aurait-elle pas acquis par la suite la forme épidémique dans le campement en question et dans celui de *Férig-el-Hassan?*

Du reste, tous les points qui ont été atteints peuvent être considérés comme le siège d'autant de petites épidémies différentes ayant eu leur période de début, d'état et de décroissance, car dans le nombre des attaques, la peste a offert quelques particularités suivant qu'elle venait de se déclarer, ou que déjà elle existait depuis quelque temps, ou qu'elle se trouvait à la veille de cesser ses ravages.

Considérant la marche de l'épidémie dans les différents foyers où elle est apparue, nous avons eu à noter trois périodes marquées : 1° période de début, 2° période d'état, 3° période de son déclin.

Le nombre des attaques est considérable au début; puis il y a une rémission qui fait croire que l'épidémie touche à son terme; mais subitement il se manifeste une recrudescence où le nombre des attaques devient ce qu'il était précédemment, et où les victimes sont parfois plus nombreuses. L'épidémie alors a atteint sa période d'état, qui présente une durée moindre que la période de début. La période de déclin est presque insensible, car souvent, comme à Merdje, la maladie disparaît brusquement.

Le Dr Laval écrivait ainsi à S. E. le Gouverneur de Benghazi :

« Nous avons mis trop d'empressement à vous « annoncer la cessation de l'épidémie ; dans la soi- « rée du 14 juin, après le départ du courrier qui « vous portait notre lettre rassurante, 4 nouveaux « cas de peste se sont déclarés. Il y en a eu 2 autres « dans la matinée d'hier (15) et un nouveau ce « matin.

« Tous ces malades ont déjà des bubons, et 2 se « trouvent dans un état fort grave ; une femme vient « de succomber avec un charbon occupant le quart « inférieur et interne de la jambe.

« Devant ce réveil de la maladie qui n'était qu'as- « soupie, j'ai de nouveau insisté pour que l'on conti- « nue les mesures de propreté et d'isolement des « malades, etc., etc. » (Merdje, le 16 juin 1874).

Reprenant ce que j'ai dit plus haut, on voit par ces quelques lignes, que l'épidémie ayant parcouru sa période de début, est susceptible de s'arrêter momentanément, au point de faire croire à sa cessation, et qu'elle se réveille ensuite avec autant de force qu'auparavant ; ce qui s'est passé à Merdje a été observé dans les autres campements atteints ; à la période d'état succédait promptement le déclin de la maladie.

La mortalité, d'après la statistique, a été assez considérable relativement au nombre des attaques ;

cependant si l'on consulte les chiffres, l'on s'aperçoit que dans les localités de *Merdje* et *Kéfauta*, où se trouvaient des habitations en maçonnerie, les victimes ont été plus nombreuses, que sous les tentes en plein air. Les mauvaises conditions hygiéniques des huttes arabes donnent facilement l'explication du chiffre plus élevé de la mortalité. Les tentes offrent certainement de meilleures conditions.

VI

Manière dont s'est propagé le fléau dans les divers campements et localités. — Conclusions sur le mode de transmission de la peste. — Incubation. — Sa durée.

Je vais me borner à soumettre les faits, tels que je les ai recueillis; je me propose ensuite, en les analysant, d'arriver à déduire le mode de transmission de la maladie. Tous les renseignements que j'ai pris à ce sujet ont été des plus minutieux et souvent contrôlés.

Consultant le premier rapport de mon confrère, le Dr Laval, je vois que des bédouins ayant eu la peste, vinrent camper à un kilomètre de Merdje, et qu'ils descendirent quelques jours après au village en question, emmenant avec eux trois convalescents qui portaient encore des traces de bubons. C'est 11 jours après l'arrivée de ces bédouins que la peste éclata à Merdje et commença ses tristes ravages.

Lorsque je me rendis dans le campement d'*Aït-*

Ahmet-Busbak, tribu *Kméil*, et que j'interrogeai le Chéik sur le moment de l'invasion de la maladie, il m'affirma que ses tentes jouissaient d'une parfaite santé, lorsqu'un négociant nommé *Ahmet-Harrube* venu de Merdje, où régnait la maladie, se présenta sous ses tentes porteur de plusieurs étoffes à vendre, notamment de cuffies (bonnets pour femme). La peste ne tarda pas à apparaître sur une petite fille qui avait fait l'acquisition d'un de ces bonnets. En effet : *Saïda-bent-Mohamed*, âgée de 11 ans, était allée prendre de l'eau au puits voisin, lorsqu'elle sentit une grande faiblesse et eut de la difficulté à regagner sa tente; elle éprouva des douleurs à l'aîne droite; en cette région apparut ensuite nn bubon fort douloureux, elle eut des vomissements verdâtres, une violente céphalalgie, du délire et elle mourut au 4e jour, ayant eu des selles sanguinolentes et des pétéchies noires sur tout le corps.

Le frère de cette fille, âgé de 2 ans, meurt aussi en 4 jours. Vomissements bilieux, pleurs au début, tête chaude, pétéchies sur le corps, pas de bubons.

Je ferai remarquer que la peste commença à faire de nouvelles attaques, justement sous la tente où s'était trouvée la première victime. Les autres tentes eurent ensuite leurs attaques.

A *Kéfauta*, un fait analogue au précédent m'a été relaté. La peste aurait été portée par un nommé *Sidi-Abdoullah* qui venait du campement *Férig-el-Hassan*, où sévissait alors le fléau.

Je vais examiner maintenant comment a éclaté la peste dans les campements *Aït-Zekri*, *Aït-Brakta*, *Toukra* et *Segba*.

D'après informations prises de la bouche du Chéik-Aïssad-Zakra, les campements d'*Aït-Zékri* et *Brakta* se trouvaient ensemble, depuis 5 mois environ, à *Mebni*, à 3 heures 1/2 de *Driana* en suivant le littoral.

Les habitants étaient au nombre de 65, logés sous 11 tentes, convenablement éloignées les unes des autres, bien aérées, et dans de bonnes conditions topographiques. Le campement se trouvait dans un site charmant au bord de la mer.

Le Chéik *Aïssad* affirme que la santé, chez ces bédouins, s'était toujours précédemment montrée excellente; aucune maladie ne sévissait chez eux; ils avaient eu cette année une bonne récolte et espéraient se dédommager des cinq années de misère qui venaient de s'écouler.

Vers le commencement du mois de juin, le nommé *Mohamed-Aled-Hamed-Zerga* quitta le campement, se rendant à *Toukra*, à 4 heures 1/2 de distance, pour voir l'un de ses cousins nouvellement arrivé de *Bomba*.

Cet homme revint quelques jours après de Toukra et reprit ses occupations habituelles; 5 jours après son arrivée, il tomba malade et mourut, ayant fait une maladie de 4 jours. Deux autres décès ne tardèrent pas à se produire; une femme

Em-el-Héla et *Hassan*, fils de *Mohamed-Zekri*.

Le campement effrayé jugea nécessaire de se séparer.

Pour l'intelligence des positions, il est à noter que l'on désigne, je le répète, sous le nom de *Mebni* une portion de terrain considérable, s'étendant de *Bersès* jusqu'aux limites de la région de *Driana;* sans sortir donc de cet emplacement, le campement se divisa de la manière suivante :

Six tentes furent transportées à 1 heure de là dans la direction de *Bersès*, en suivant le littoral, pour former le campement de *Aït-Brakta*.

Les 5 autres tentes restèrent encore quelque temps dans leur première position, et c'est là où la mortalité fut la plus grande. Ces bédouins changèrent enfin de place et allèrent s'installer à 1 h. 1/2 de distance, en s'éloignant de la mer et s'enfonçant à l'intérieur dans la direction de la montagne. Ils constituèrent le campement d'*Aït-Zekri*.

Malgré ce changement de lieux, la peste continua à sévir à *Aït-Brakta* et à *Aït-Zekri*. D'après le *Chéik*, l'importateur n'était autre que Mohamed-Aled-Ahmed-Zerga, qui avait dû communiquer avec quelque personne de Merdje, dans son excursion à *Toukra;* ces dernières paroles sont du Chéik.

En poursuivant nos investigations jusqu'à *Toukra*, nous allons voir que cette version était loin d'être dénuée de fondement.

Dans un enfoncement de terrain, situé près de la

mer et entouré des ruines de l'ancienne *Teuchera*, se trouvaient établies les tentes suivantes :

1re *Tente*, habitée par Ferjani-Boukra, surnommé Ahmoud, avec sa femme, trois fils et une fille.

2me *Tente*, appartenant à Suléiman-Boukra, logé avec sa femme, trois filles et deux fils, Moumen et Boukra-Khalil.

3me *Tente*, qui existait dans le voisinage; elle appartenait au nommé Mohamed-el-Zerga-el-Brakti, qui y vivait avec sa mère, à proximité d'un jardin qu'il cultivait en association avec un nommé *Yacim*, qui tous les jours allait à *Toukra* et revenait le soir coucher sous sa tente située à 1/2 heure de là avec le campement d'*Aït-Dinéri*, au *Kouémige*, près de la montagne.

Mohamed-el-Zerga-el-Brakti, vers le commencement de juin, reçut à l'improviste la visite de l'un de ses frères, Kalifa-Aled-Ali-el-Zerga, qui arrivait de *Bomba*, étant passé par Merdje, où l'épidémie sévissait alors avec la plus grande intensité. Le nouvel hôte logea naturellement chez sa mère, et communiqua journellement avec les habitants d'*Aït-Boukra*, ses voisins; Mohamed-el-Zerga, le frère, dormait d'habitude dans son jardin.

Trois jours après son arrivée, Kalifa-Aled-el-Zerga tomba malade; c'est pendant cet intervalle, qu'il reçut la visite de son cousin, Mohamed-Aled-Ahmed-Zerga, qui vint, comme je l'ai déjà dit, de *Mebni*, où étaient les campements d'Aït-Zekri et Aït-Brakta, et s'en retourna à *Mebni*, après avoir passé deux nuits sous la tente de son cousin malade.

Yacim, l'associé du frère du malade, se mit souvent en relation avec le voyageur, qui, se sentant mieux, commençait à se lever et à fréquenter le petit campement d'*Aït-Boukra*. Les uns prétendent que Kalifa-Aled-Ali avait rapporté quelques objets de Merdje pour les vendre; après minutieuses investigations, il m'a été difficile d'éclaircir le fait. Quoi qu'il en soit, Yacim travaillant dans le jardin de Mohamed-el-Zerga-el-Brakti, fut atteint subitement d'un violent mal de tête et eut des vomissements de sang; dans cet état il regagna sa tente au *Kouémige*, chez les *Aït-Dinéri*, où il mourut.

Bou-Cenna, appartenant au même campement, lava le corps d'Yacim, et quelques jours après sa fille mourut. Le campement des *Aït-Dinéri* effrayé, s'enfuit à *Boujarar*, où il n'a cessé de jouir d'une parfaite santé.

Yacim et la fille de Bou-Cenna furent enterrés à *Toukra*.

Les *Aït-Boukra*, appartenant aux tentes de *Toukra*, allèrent avec *Bou-Cenna* pleurer la mort d'Yacim et de sa fille, continuant aussi leurs relations avec Kalifa-Aled-Ali-el-Zerga, qui après 8 jours de maladie s'était rétabli complètement, lorsque chez eux un petit enfant tomba malade et mourut au bout de 3 jours. La peste dès lors commença son évolution sous les deux tentes ci-dessus indiquées.

L'importateur Kalifa-Aled-Alid-el-Zerga disparut et, quelques jours après, son frère Mohamed-el-Zerga, partit avec sa mère, pour aller à 1 heure de là, à *Boujarac*, rejoindre les Aït-Dinéri. Il est à remarquer que Mohamed-el-Zerga et sa mère couchaient ordinairement dans le jardin, laissant leur tente à Aled-Ali-el-Zerga. Ce renseignement m'a été confirmé par les Aït-Boukra, ce qui pourrait aider à comprendre comment ils ont pu échapper au fléau, et ne point le transporter chez les Aït-Dinéri.

Si les informations précédentes sont authentiques, n'ayant pour garantie que l'unanimité de la reproduction chez tous les bédouins que j'ai fait interroger, il est facile de voir comment la maladie s'est propagée.

Jusqu'à cette époque, aucun cas de peste ne s'était manifesté dans toute la partie est de la contrée, située en avant de la montagne. L'influence épidémique générale, si elle existait, n'avait encore donné aucune preuve de sa présence, et il a fallu l'arrivée d'un étranger pour qu'elle pût se révéler! Considérons maintenant que tous les arabes de *Toukra* vivent absolument dans les mêmes conditions hygiéniques, et qu'il est remarquable de compter au nombre des malades ceux-là seulement qui ont eu des rapports avec Aled-Ali-el-Zerga, les autres restant intacts. De plus, avant l'arrivée de l'étranger, à plusieurs lieues aux environs, les bédouins de la plaine étaient tous en parfaite santé, ne paraissant nullement soumis à une influence épidémique quelconque, tous leurs campements sont restés indemnes; quelques personnes, je le répète, se trouvant dans le cercle des connaissances du premier malade, ont été atteintes. Rien ne pouvant me faire croire, avant la venue d'Aled-Ali-el-Zerga, à l'existence d'une influence épidémique sur ce petit nombre de tentes, il me semblerait plus rationnel d'admettre qu'Aled-Ali-el-Zerga, s'étant trouvé dans le foyer pestilentiel de Merdje, est arrivé à Toukra, ayant contracté le germe de la maladie, qui n'a pas tardé à éclore; et comme les pestiférés sont susceptibles de pouvoir créer des foyers d'infection, nous voyons son cousin Mohamed-Ahmed-el-Zerga contracter la peste, la transporter dans les mêmes conditions à *Mebni*, et l'y développer de la même manière.

Yacim ne vint-il pas lui aussi sous la tente de l'importateur de Merdje, y chercher la maladie, pour former à son tour un foyer d'infection au *Kouémige?* Inutile maintenant de chercher à établir comment les deux tentes d'*Aït-Boukra* ont été contaminées, la déduction est facile.

Voyons maintenant de quelle manière la peste a éclaté dans cette tente de *Segba*, dont j'ai fait mention dans la statistique générale.

Les bédouins qui possédaient cette tente dans leur campement, l'ayant abandonnée lors de l'apparition de la maladie, prétendirent que la peste s'y était développée de la façon suivante :

Une femme paraissant très fatiguée, peut-être malade, serait venue de Merdje demandant l'aumône; Othman-Boutba lui donna l'hospitalité sous sa tente pendant deux jours, puis la mendiante continua sa route. Quelques jours après, le fils d'Othman-Boutba mourut, à la suite de vomissements de sang, un bubon axillaire et des taches noires sur tout le corps. Le campement se méfia de cette mort extraordinaire, et s'abstint autant que possible de communiquer avec les habitants de cette tente.

Trente-cinq jours après, la mère, ayant déployé pour les arranger les vêtements et le *baracan* de son enfant décédé de peste, fut saisie à son tour des mêmes symptômes, et succomba au bout de 5 jours. C'est alors que les bédouins abandonnèrent cette tente, la tenant isolée, ne voulant même pas que ses habitants vinssent s'approvisionner à leur puits.

Cette version me porte encore à croire à l'importation de la peste sous cette tente par la femme venue de Merdje; en effet, la maladie éclate après son arrivée, choisissant justement une personne appartenant à la tente où avait logé la mendiante. Il y a donc là une relation intime, qui aurait été moins évidente si toute autre personne du campement avait été atteinte en dehors de la tente en question.

J'ai dit plus haut que trente-cinq jours après, la mère de cet enfant succombait, elle aussi, avec tous les symptômes de la peste. Ce fait ne vient-il pas à l'appui du premier? N'est-ce point toujours cette même tente où a séjourné l'étrangère, où est mort l'enfant, où enfin la mère a été atteinte ?

Jetons maintenant un coup d'œil sur le mode probable de la propagation de la maladie à la mère, après un laps de temps de 35 jours.

Nous avons vu que les pestiférés peuvent former des foyers d'infection ; il s'agit maintenant de savoir si, longtemps après l'enlèvement des pestiférés, ces foyers d'infection persistent, et s'ils peuvent occasionner de nouveaux cas. Dans ma citation précédente, dois-je supposer que pendant 35 jours le foyer d'infection formé par l'enfant décédé a continué à persister et que c'est par son intermédiaire que la mère a été attaquée de la peste ? Cette hypothèse, quoique douteuse, peut être admissible ; mais je crois plus naturel de me rattacher à la suivante. Des informations m'apprennent que la femme d'Othman-Boutba, à la mort de son fils, serra soigneusement les hardes de son baracan, au fond de la tente, dans un mauvais coffre ; longtemps après elle tira de là le baracan et quelques pièces de vieux linge pour le raccommoder et s'en servir. Le baracan fut donc installé et porté par la mère, c'est alors que la maladie se déclara. Les effets d'un pestiféré seraient donc eux aussi capables de développer la peste ? Ou bien, dans cette circonstance, ces effets seraient-ils venus renforcer le foyer d'infection persistant peut-être encore depuis la mort de l'enfant ?

Les informations sus-mentionnées m'ayant été

fournies par les bédouins du campement auquel a appartenu la tente, je me suis ensuite transporté chez Othman-Boutba, le propriétaire de la tente infectée, qui lui-même me confirma l'exactitude de tout ce qui a été dit plus haut. Tenant néanmoins à vérifier si, vers le commencement de juin, ou en fin de mai, quelques personnes avaient pu sortir de Merdje, pour se rendre dans les campements précédents, je me rendis à ce village, et j'acquis bientôt la certitude qu'à cette époque aucun cordon n'ayant été régulièrement établi autour de Merdje, des bédouins étaient partis dans plusieurs directions. Le nommé Aled-Ali-Kalifa-el-Zerga était parfaitement connu; quant à la mendiante, les habitants n'ont pu me donner aucun renseignement précis sur elle.

Avant de reprendre tous les faits précédents et les analyser, il m'est indispensable de donner une définition du mot contagion.

J'entends par contagion cette propriété qu'ont certaines maladies de se transmettre *directement* ou *indirectement* d'un individu à un autre. Il y a eu cependant à ce sujet bien des confusions; je ne ferai que citer la commission de la peste en Egypte qui, dans son rapport à l'Académie Royale de Médecine, n'appliqua la dénomination de maladies contagieuses, qu'à celles communicables par le contact. D'après leur conclusion, la peste ne serait que transmissible.

Je substituerai au mot contagion, celui de transmissibilité qui lui est identique, et il me sera facile de démontrer que la peste est contagieuse, autrement dit transmissible.

Dans les divers exemples mentionnés ci-dessus, les faits qui sont venus plaider en faveur de la transmissibilité de la peste, me paraissent être les suivants :

1° *Faits d'importation et de transmission.* — Ne voulant pas entrer dans de nouveaux détails, je me bornerai à rappeler que la peste étant née dans un campement de bédouins appartenant à la tribu des Orphas et à Férig-el-Hassan, fut importée à Kéfauta, à Merdje, à Segba, à Toukra, à Aït-Zekri, à Aït-Brakta, et à Aït-Ahmed de la tribu Kmeill. Il m'a été du reste très-facile de m'assurer de cette filiation d'importation de la maladie.

On a dû voir comment la peste, dans chacun des campements dont j'ai parlé, commençait à faire ses premières victimes. Le fléau en effet choisissait les habitants de la tente où s'était montré un pestiféré, puis ceux qui avaient le plus de relations et se trouvaient en contact avec des malades, ceux qui fréquentaient des habitations qui avaient abrité des pestiférés, ceux enfin qui faisaient usage d'objets, de hardes, etc., ayant appartenu à des personnes attaquées. Je ne reviendrai pas sur ces faits de transmission, ils ont été nombreux et évidents.

2° *Faits d'isolement et de séquestration.* — L'isolement et la séquestration ont été très efficaces ; en effet, les arabes en 1858 n'ayant pris aucune précaution, voient presque tous leurs campements envahis par le fléau ; à cette époque, aucune mesure n'ayant été organisée, la peste fut importée jusqu'à Derna et Benghazi. Ayant connu les ravages de cette épidémie, les Chéiks en 1874 furent continuellement à l'affût pour éviter toute communication avec les points où sévissait la maladie, et ce n'est que de cette manière qu'ils l'ont évitée.

La tente de Segba vient-elle aussi appuyer cette assertion. En effet, le campement l'ayant abandonnée et tenue à l'écart, le fléau s'y limita. La séquestration des malades et l'isolement des individus sains ont produit de bons résultats. Sans m'étendre plus longuement je ne ferai que rappeler le fait suivant.

Près de Merdje, à une distance de 100 mètres environ, se trouve un fort, où sont en garnison une vingtaine de soldats : il est à noter que dès les premiers accidents de peste dans le village, un isolement rigoureux fut imposé à tous les militaires de ce fort, et pendant toute la durée de l'épidémie, aucun cas de peste ne s'est manifesté dans ce château, *quoiqu'à quinze mètres de là* il y eût des tentes atteintes. On pourrait peut-être invoquer la meilleure hygiène des soldats, qui vivaient certainement dans d'autres conditions que les malheureux bédouins du village, mais à mon avis, le véritable bouclier protecteur me paraît avoir été dans l'isolement bien compris de cette petite garnison. En effet, un soldat qui était nourri comme ses camarades, mais qui couchait en dehors du fort sous une tente en communication avec le village de Merdje, contracta la maladie et succomba; Méhémed-el-Hassan, tel était le nom de ce militaire.

3° La transmissibilité de la peste se met aussi en évidence par la propagation de l'épidémie. En effet, à Kéfauta elle ne tarda pas à envahir les tentes environnantes. Il en fut de même des tentes qui se trouvaient à proximité de Merdje.

Quels sont maintenant les moyens qui pourraient présider à la transmission du germe pestilentiel?

Nous avons d'abord le contact, mais ce mode de contagion est douteux; ce que j'ai pu observer, c'est que ceux qui touchaient les pestiférés étaient plus à même de contracter la maladie que ceux qui se tenaient à l'écart. Il me serait donc impossible de mettre en avant une démonstration quelconque à ce sujet, car comment faire abstraction du foyer d'infection que peut former le malade? La peste, comme nous l'avons dit précédemment, peut se transmettre par les effets, les marchandises, etc. Les campements d'Aït-Ahmet et d'Aït-Zekri-Brakta en fournissent un exemple. Ceux qui se servaient d'objets ayant été portés par des pestiférés étaient plus aptes à être atteints par la maladie.

Voyons brièvement quel est le rôle de l'air dans la transmission de la peste.

Je ne ferai que rappeler les diverses tentes où le fléau, après y avoir été importé, a commencé à sévir, pour montrer que les personnes qui y pénétraient, venaient se contaminer aux foyers formés par les malades qui s'y trouvaient déjà. Je citerai à l'appui, les campements de Segba, Toukra, Kéfauta, Aït-Zékri et Aït-Brakta, où la peste fut importée; les germes pestilentiels s'étant, pour ainsi dire, attachés aux pas des voyageurs qui firent éclater le fléau. Considérons encore que dans les tentes qui abritaient des pestiférés, presque tous les habitants de ces tentes étaient attaqués, à cause de leur séjour prolongé dans ces foyers. De là, la méthode prophylactique, ordinairement en vigueur, de faire évacuer sur un lieu *ad hoc*, tel qu'un lazaret, tout individu en proie aux premiers symptômes de la peste, de faire sortir aussi de l'habitation tous les membres de sa famille, les dirigeant sur un endroit bien aéré, et dans de bonnes conditions hygiéniques. Puis on procède à l'assainissement de la maison, n'en permettant l'entrée à personne avant un certain laps de temps. Ces mesures auraient rendu d'excellents services pendant l'épidémie de 1839 à Constantinople.

La peste se transmet donc par les différents moyens que j'ai énumérés; j'indiquerai à présent par quelle voie probable doit s'effectuer l'absorption pestilentielle.

— 1° Par la peau ou contact immédiat cutané, encore est-il, je crois, nécessaire que nos téguments se trouvent dans des circonstances spéciales, favorables à l'absorption.

— 2° Par la muqueuse pulmonaire et le tube digestif, ce qui constitue la contagion interne ou pneumo-gastrique. A mon avis cette voie doit être la plus fréquente.

Les observations qui se sont présentées à moi pendant ma mission dans la province de Benghazi m'ont amené à conclure à la transmissibilité ou contagion de la peste. Je dirai un mot de l'incubation de cette maladie, pour ne pas laisser, autant que possible, de lacunes dans le programme que je me suis tracé.

Incubation, sa durée. — Cette question est des plus importantes, et je regrette de n'avoir que peu de faits à citer, pour la traiter convenablement. En effet, je ne puis jeter les yeux que sur les importateurs de la peste dans les campements, Kéfauta, Aït-Ahmet, Toukra, Segba et Aït-Brakta. Tous ces points étaient indemnes, et fort éloignés des foyers pestilentiels qui ont donné naissance au fléau. Le mode d'importation de la maladie, dans ces campements, me dispense de revenir sur des détails qui ont déjà trouvé leur place plus haut.

Kéfauta-Sidi-Abdoullah avait quitté le campement des Orphas, où sévissait la peste, et s'y arrêta près de 24 heures, venant d'un point connu sous le nom de Teknis et se rendant à Kéfauta.

Deux jours et demi après avoir traversé le campement infecté et où il s'était reposé, il arriva au monastère arabe, ou Zaouya de Kéfauta, se trouvant en parfaite santé. Au troisième jour de son arrivée, il ressentit les premiers symptômes de la peste. 5 jours ensuite il mourait, ayant eu un bubon à l'aisselle, des vomissements, diarrhée, etc. L'incubation paraît donc avoir été de 6 jours.

Aït-Ahmed-Kmeil. Saïda-bent-Mohamed avait communiqué depuis cinq jours avec le négociant Ahmed Harrube, revenant de Merdje, lui ayant même acheté une cuffi, lorsqu'elle fut atteinte de la peste. La durée de l'incubation est représentée par 5 jours.

Toukra. — Nous avons vu l'importateur Aled-el-Zerga, tomber malade 5 jours après avoir quitté le foyer pestilentiel de Merdje.

Segba. — Sous cette tente, la mendiante de retour de Merdje avait passé 2 jours, lorsque le fils d'Othman-Boutba contracta la peste.

Aït-Zekri-Brakta. — Dans ce campement, nous voyons la durée de l'incubation être de 6 jours pour le nommé Mohamed-Ahmed-el-Zerga, ayant communiqué avec Aled-Ali-el-Zerga revenant de Bomba et ayant traversé Merdje.

D'après ces quelques résultats, les termes moyens de l'incubation de la peste pourraient être fixés à cinq ou six jours. Je pense donc qu'au maximum la durée d'incubation ne saurait dépasser 8 jours. Fait important à noter, si l'on avait à tenir en observation des personnes qui auraient été en contact avec des pestiférés.

VII

Quelques réflexions sur l'Étiologie de la peste dans cette province.

Je me permettrai d'essayer une petite diversion, pour donner une esquisse, à vol d'oiseau, de la topographie de la Cyrénaïque. Je crois indispensable de faire connaître un peu cette province qui a été le théâtre de l'épidémie.

Située dans le pachalik de Tripoli de Barbarie, cette contrée présente une étendue considérable, se trouvant bornée à l'est par l'Égypte, à l'ouest par le golfe de la grande Syrte ; les monts Dergbi-Dagh l'occupent au sud ; la Méditerranée la baigne au nord. Cette division trop générale sera mieux remplacée par la suivante, m'astreignant à la partie proprement dite qui a été visitée par le fléau ; au nord se trouve la Méditerranée ; au couchant le golfe de la Syrte ; le pays des Oulads-Aly à l'Orient ; le désert Lybique au midi.

Cette surface de terrain est fort peu habitée aujourd'hui ; on y voit cependant à chaque pas les traces d'opulentes et célèbres cités d'autrefois et dont les nombreuses ruines, presque intactes, indiquent assez le degré de civilisation qu'avait atteint l'ancienne Cyrénaïque, actuellement connue sous le nom de plateau de Barca.

Les deux principaux points qui se trouvent sur le littoral, sont Benghazi à l'ouest et Derna à l'est; on voit aussi quelques agglomérations de misérables huttes au-delà de Derna dans l'est. Je veux parler de Tobrouk et Bomba. Des bédouins habitent des grottes creusées dans le roc à Ptoléméta, Souca, Toukra, Boujarac, Bersès, etc., points intermédiaires entre Derna et Benghazi.

Si nous gravissons le plateau, nous arrivons au village de Merdje. Dans l'intérieur de ce plateau existent aussi des monastères ou Zaouya arabes, autour desquels se groupent quelques mauvaises habitations. Les principaux monastères sont ceux de Kéfauta, la Zaouya-el-Beida de Cyrène, d'Imaret, etc. Le fort de Guéguep est aussi à noter. Tout le reste du pays est ensuite occupé par des campements qui se déplacent avec la plus grande facilité, les bédouins menant la vie nomade.

Le sol de la Pentapole africaine est à peu près le même partout, le calcaire ferrugineux y prédomine, sa couleur est ordinairement rouge. La profondeur de ce terrain est assez grande, ce dont on peut se rendre compte par les gisements et les puits qui sont profondément percés, laissant ainsi parfaitement voir les couches de ce calcaire ferrugineux. Les terrains argileux sont aussi très répandus. La terre arable, dans cette province, est généralement très fertile; le produit agricole du pays consiste en orge et en blé. Dans l'antiquité, du reste, le territoire de la Cyrénaïque fut souvent mis à contribution pour servir aux approvisionnements de Rome.

Depuis longtemps les récoltes sont devenues fort capricieuses, la disette, la famine y sont très fréquentes, surtout lorsque les pluies viennent à manquer, vers le mois de mars. Ce sol, pour être fertilisé, réclame une grande quantité d'eau. Les pluies se produisent babituellement du mois de septembre au mois d'avril. Les vallons sont alors serpentés par des torrents et se transforment souvent en véritables lacs. Je mentionnerai la plaine de Merdje qui, par sa position, reçoit toutes les eaux des collines environnantes : il se forme alors des marais boueux qui se dessèchent fort difficilement; le village est au milieu de cette plaine. Les localités habitées dont j'ai parlé précédemment se trouvent parfois dans les mêmes conditions. Les campements mêmes, surpris par ces pluies torrentielles, sont exposés à des inondations. J'ai été témoin d'un fait pareil au mois d'octobre : nous étant arrêtés pour nous mettre à l'abri de la pluie, sous des tentes arabes, en quelques minutes nous fûmes envahis par l'eau. Nos objets de literie, et nos tentes qui n'étaient pas encore dressées, furent totalement submergés. Ces pluies abondantes sont analogues à celles que l'on observe au Sénégal et en Cochinchine.

Le climat de la province de Benghazi y diffère un peu, selon qu'il est considéré sur le littoral ou dans la partie méridionale de cette contrée. En effet, la présence de la mer au nord fait jouir le littoral des avantages d'un climat marin, tandis que le désert lybique, imprime à la partie sud le caractère des pays chauds à toutes les saisons ; c'est cette dernière prédominance qui se fait sentir. On peut compter six mois d'humidité ou de pluies, et six mois de sécheresse.

Les vents sont très variables. Je ne mentionnerai, en passant, que le sud-ouest ou *Guébly*, qui est des plus incommodants, et qui n'est autre que le *Khamsin* d'Egypte, le *Sirocco* du Sahara.

Les sources d'eau sont rares sur le plateau, on ne rencontre guère que celles qui alimentent la fontaine de Cyré ou d'Apollon et les torrents qui arrosent la ville de Derna dont la fécondation en culture est si luxuriante, enfin les sources du fort Guéguep, et de la Zaouya d'Imaret.

Sur le littoral, tous les puits en général offrent une eau de mauvaise qualité ; elle est saumâtre, lourde et souvent salée. Près de Benghazi, cependant, se trouve un puits, à la Birca, qui fournit à la plupart des habitants de l'eau potable. J'en signalerai aussi deux autres à Boujarac et Toukra, fournissant une eau de qualité inférieure. L'eau fait donc défaut, comme on le voit, dans cette contrée, car la distance qui sépare les sources et les puits, dont j'ai parlé plus haut, est considérable au point que bédouins et troupeaux sont souvent exposés à s'en ressentir.

Les données précédentes, quoique fort brèves, m'amènent à relater des détails plus importants qui ont certainement joué un grand rôle dans la production de la dernière peste. Je veux parler de l'hygiène des habitants de la Cyrénaïque.

Le village de Merdje, où s'est abattu le fléau, est formé par des habitations en maçonnerie, disposées toutes en rez-de-chaussée; au centre de chaque maison se trouve une cour intérieure. On pénètre dans ces habitations par une porte très basse s'ouvrant sur la rue. Extérieurement, il n'y a point de fenêtres; s'il en existe, elles donnent sur la cour centrale, et encore ces lucarnes sont tout à fait insuffisantes. Les pièces de ces tanières sont fort peu spacieuses, et ne peuvent pas recevoir les rayons du soleil. Le parquet de ces maisons est le sol humide à peine recouvert çà et là de quelques nattes malpropres. La cour ordinairement n'est autre qu'une écurie, où les immondices de toutes sortes sont accumulées avec le fumier des animaux. Dans de tels bouges infects sont entassés les gens de l'habitation, dont l'ameublement consiste en vieilles nattes, en débris de baracans et de chiffons. La saleté et l'insalubrité se retrouvent, mais en un degré moins prononcé, sous les tentes des bédouins nomades.

Les inhumations dans ce pays laissent beaucoup à désirer; les fosses superficielles permettent facilement aux chacals de déterrer les cadavres. A Merdje le cimetière, placé au milieu du village, est à proximité d'un puits, qui lors des fortes pluies, par la pente du terrain et l'infiltration, doit recevoir les eaux du cimetière; Merdje, du reste, grâce à son sol largement crevassé, se voit souvent entouré d'eau stagnante. Cette humidité continuelle donne lieu à des états morbides endémiques dans le pays : 1° les fièvres d'accès, 2° les affections rhumatismales.

Les bédouins de la Cyrénaïque sont généralement paresseux et insouciants; les uns élèvent des bœufs, des moutons et des chèvres, menant la vie de pasteurs. Les autres ensemencent quelques coins de terrain, ordinairement d'orge, rarement de blé. Ils ne possèdent aucune industrie, ne comptant que sur les années d'abondance.

L'alimentation de ces Arabes se compose de substances tout à fait défectueuses pour leur nutrition qui est incomplète; de la farine d'orge délayée avec de l'eau chaude, tel est l'aliment le plus ordinaire; il est connu sous le nom de *bazine*. Ce n'est que chez les bédouins très aisés que la viande est parfois en usage. Ils font aussi des galettes de pain qui sont de qualité très inférieure. Les pauvres, en temps ordinaire, se nourrissent de racines et vont à la recherche de débris d'os, qu'ils broient avec des pierres, puis avalent ces sortes de triturations mêlées bien souvent à d'autres détritus d'ordures. J'ai été témoin du dernier fait que je cite.

Quant au vêtement de l'arabe, il se compose habituellement d'une longue chemise et d'un caleçon blanc; il met pour coiffure une toque blanche et il s'enveloppe dans une vaste couverture, nommée baracan; cette couverture généralement malpropre, l'arabe ne s'en débarrassant presque jamais, est très commode, elle constitue avec la natte le seul objet de literie du bédouin. Les femmes ont un costume à peu près analogue.

Ayant fait la diversion ci-dessus pour faire connaître un peu la manière de vivre des Cyrénéens, je crois utile maintenant de donner un aperçu de l'état de la province de Benghazi pendant les dernières années qui ont précédé l'apparition de la peste en 1874.

Malgré la grande fertilité du sol de la Cyrénaïque, et la richesse de ses pâturages pour les bestiaux, ce pays, placé dans de certaines conditions, revêt l'aspect d'une contrée très aride, ne produisant absolument rien lorsque les pluies viennent à faire défaut. La récolte manque alors tout à fait, et si cet état se prolonge, la province de Benghazi est alors livrée à une grande disette, calamité rendue plus affreuse, si les puits de l'intérieur arrivent à se dessécher; dans certaines localités, l'insouciance et la misère des arabes viennent mettre le comble aux horreurs de la famine. Les épizooties ne tardent pas à se manifester sur le bétail, qui, mal nourri, subit aussi les conséquences de cette triste situation.

Voici les événements qui précédèrent la peste actuelle.

La récolte de 1869 fut mauvaise, les pluies ayant été fort peu abondantes. En 1870, elle manqua presque totalement. Les arabes avaient déjà épuisé, ou exporté, ce qui leur restait des récoltes antérieures. Des épizooties commencèrent à sévir sur les bestiaux et la famine se montra dans toute sa rigueur. Les campements de nomades affluèrent alors vers les centres, Benghazi et Derna, et des bédouins étaient trouvés morts de faim quotidiennement dans les rues.

Cette disette s'accentua davantage en 1871. Enfin, en 1872 et 1873, les récoltes donnèrent des produits insignifiants, incapables de remédier aux souffrances si longues d'une population nombreuse.

Dans l'espace de ces 5 années, la misère apparut avec tout son cortège d'horreurs; les faits les plus navrants m'ont été relatés. Les arabes se nourrissaient de racines et d'herbes qu'ils pouvaient se disputer dans les champs; l'extrême sécheresse leur enleva souvent cette triste ressource, et l'on en vit chercher dans les excréments des chameaux appartenant au Gouvernement, les quelques grains d'orge qui pouvaient s'y rencontrer.

Pendant ces 5 années de disette, les épidémies vinrent s'ajouter à la famine ; la variole, le typhus, le choléra, enlevèrent une grande partie de la population Cyrénéenne. Les mêmes circonstances qui furent signalées avant la peste de 1858, se reproduisirent aussi avant celle de 1874. La peste à ces deux époques naquit presque dans les mêmes conditions, dans une année où les récoltes avaient été surabondantes, succédant à la famine.

Avant de conclure sur les causes qui m'ont paru avoir engendré l'épidémie de peste en 1874, il me serait impossible de ne point m'arrêter aux réflexions suivantes :

La peste a-t-elle été importée ? A-t-elle éclaté à la suite de germes anciens restés à l'état latent, et qui se seraient soudainement trouvés dans des conditions favorables à leur développement ? Ou bien enfin est-elle née spontanément sur place ?

Si je considère la première hypothèse, je vois que la peste n'a pas été importée. Effectivement, à l'époque où elle éclatait dans le campement de bédouins appartenant aux Orphas et à Férig-el-Hassan ; elle n'existait, à ma connaissance, ni en Turquie (1), ni en Egypte ; en un mot, on ne signala aucun fait de cette natnre. D'après des renseigne-

(1) Peu avant cette époque la peste était signalée en Mésopotamie (Hindié, Divanieh), et des bruits couraient qu'une maladie *analogue* existait dans l'Assyr (Yemen). *Note de l'Administration.*

ments précis, il n'y avait point de maladie pareille dans l'intérieur de l'Afrique, ni aux environs de Tripoli de Barbarie, pas plus qu'en Europe ou en Asie.

La peste en question serait-elle due à l'éclosion d'anciens germes ?

Dès la première épidémie de peste dans cette contrée, à la seconde qui eut lieu en 1858, nous voyons un intervalle de 40 ans, et de celle-ci à celle qui nous occupe actuellement, un laps de temps représenté par 16 ans. Devant une telle question, il me suffira de rappeler que c'est dans un petit campement de bédouins, que la peste a éclaté, et que s'il y avait quelque vraisemblance pour la conservation des germes de la peste, ce serait plutôt au milieu d'une population compacte, comme celle de Benghazi, que les germes auraient été plus à même de se loger et de se conserver, que sous la tente du bédouin nomade ne possédant absolument rien que sa natte et son baracan. Cette hypothèse ne me paraît pas dans ces circonstantes pouvoir être admissible.

La peste n'ayant pas été importée, n'étant pas due à l'éclosion d'anciens germes, s'est assurément développée sur place. En effet, la peste a été spontanée dans la Cyrénaïque, à la suite d'une famine poussée à l'état extrême, d'une famine qui dura près de 5 ans, et elle éclata dans le campement des Orphas et des Férig-el-Hassan. Les épidémies de variole, de typhus, les épizooties, me paraissent avoir préparé une voie à la peste, qui n'eut pas de peine à se déclarer sur des organismes déjà délabrés par cette excessive misère; l'état social, et l'hygiène de ces arabes laissant, même avant la famine, beaucoup à désirer. Toutes ces influences dépressives ont certainement concouru à la naissance de la peste dans cette contrée.

Mais pourquoi, me dira-t-on, bien d'autres pays qui sont aussi éprouvés par la famine et des misères de ce genre, n'ont-ils pas été visités par la peste?

Il me serait difficile d'élucider une question de cette nature. Examinant cependant les diverses épidémies qui se sont montrées dans différentes régions du globe, à la suite de la famine, nous voyons la disette engendrer le typhus-fever en Irlande, ailleurs la dyssenterie, etc. Il faut donc admettre que chaque pays, renfermant peut-être des conditions subtiles, impossibles à deviner, doit alors produire des entités morbides spéciales; en effet, là éclate le choléra, ici la dyssenterie, enfin plus loin la peste ou le typhus.

La Lybie, du reste, a été considérée de tout temps comme un des berceaux de la peste; les auteurs anciens dans cette partie de la florissante Cyrène, regardaient comme intimement liées la famine et la peste; cette dernière était toujours la conséquence de l'autre.

Un fait fort curieux à noter et qui a attiré toute mon attention, c'est de voir apparaître la peste au moment des récoltes abondantes. En effet, en 1858 le fléau surgit lorsque l'année a été des plus productives et que la disette allait cesser. En 1874, le sol de cette province s'est montré des plus fertiles, en rendant le maximum des produits qu'on lui avait confiés. A ces époques où toutes les misères allaient s'effacer devant une telle abondance, nous voyons se manifester la peste. Reprenant ce que j'ai dit précédemment, je ferai remarquer que les bonnes récoltes de ce genre ne se produisent dans la Pentapole africaine, qu'à la suite de pluies torrentielles qui transforment alors toute la contrée en véritables marais boueux. Ces pluies sont aux plaines de la Cyrénaïque, ce que les inondations du Nil sont aux fécondes vallées de l'Egypte. Je ne sais si cette humidité excessive, succédant à de longues sécheresses, ne viendrait pas aussi jouer un rôle dans la genèse de la peste de ce pays, agissant surtout sur des personnes placées dans les tristes conditions dont j'ai parlé plus haut. Ce fait est plus que probable, car l'état hygrométrique de l'air paraît non-seulement avoir agi comme cause adjuvante, dans la production de la peste, mais il a exercé aussi une influence marquée dans la marche de l'épidémie.

Dans le village de Merdje, dans les campements d'Aït-Ahmed, à Kéfauta, à Aït-Zékri et Aït-Brakta, on a toujours remarqué une recrudescence dans le nombre des attaques, lorsque d'épais brouillards planaient sur ces points, ou quelques pluies venaient à tomber. Les bédouins du reste avaient observé que les attaques de peste étaient ordinairement plus fréquentes dans la nuit que dans la journée, et que ceux qui s'approchaient d'un pestiféré dans la matinée ou après le coucher du soleil, étaient frappés de préférence à ceux qui choisissaient le milieu de la journée où les chaleurs étaient assez fortes, pour se mettre en contact avec des malades. En effet, les nuits dans la Cyrénaïque sont très humides, présentant, relativement au jour, un abaissement sensible de température. L'atmosphère dans la nuit paraît saturée de vapeurs d'eau ; les vêtements au bout de quelques heures de route en sont imprégnés.

Si nous interrogeons les diverses épidémies de peste qui se sont succédées nous voyons qu'elles ont toujours éclaté à la suite de guerres ou de famines, c'est-à-dire dans des conditions particulières et spéciales, telles que celles résultant aussi de l'insalubrité. Les épidémies de peste d'Erzeroum, du Kurdistan et d'Egypte ne se sont-elles pas montrées après des famines et des grandes disettes?

Résumant les faits ci-dessus, je puis dire que la peste de la Cyrénaïque a pris naissance dans le campement de bédouins des Orphas et Férig-el-Hassan, amenée par les longues privations de cette population sans hygiène et soumise aux influences dépressives morales et physiques de 5 années de famine ; je mentionnerai aussi les causes résultant des circonstances telluriques et climatériques, ainsi que les épidémies de variole, typhus, etc., épizooties, qui contribuèrent à préparer la voie à ce terrible fléau.

Tel est à peu près l'ensemble des événements qui ont donné lieu à l'éclosion de la peste dans la province de Benghazi, dans le même mois qu'en 1858, c'est-à-dire vers la fin de mars et au commencement d'avril. Et si la durée de la peste de 1874 a été moindre, nous le devons aux mesures énergiques, prises dès le début, qui l'ont empêchée d'arriver jusqu'au littoral, notamment dans des centres de populations tels que Benghazi et Derna.

VIII.

Aperçu des mesures sanitaires adoptées.

Arrivé vers le mois de juillet à Benghazi, je m'enquis, à l'Office de santé, de la teneur des patentes qui y étaient délivrées. La peste continuait à sévir à Merdje, d'où, d'après les derniers renseignements elle n'était point sortie, un cordon sanitaire ayant été installé dès les premiers jours de la maladie.

Ayant appris par des sources privées que les mesures prises à Merdje dès l'apparition du fléau, avaient été fort incomplètes, et que bien des communications pouvaient avoir eu lieu avec les campements voisins de Benghazi même, la santé publique de cette ville et de ses environs me parut suspecte. Je dus aviser aux moyens les plus propres pour connaître le véritable état sanitaire de la ville, tout en m'attachant, en même temps, à me mettre en relation avec tous les points de l'intérieur jusqu'à Derna.

Je visitai minutieusement, pendant quelques jours, tous les individus tombant malades à Benghazi, et je ne tardai pas à me convaincre que la ville était encore indemne du fléau régnant. Les cimetières du reste surveillés par nos gardiens, jour et nuit, ne permettaient aucune inhumation clandestine.

La mortalité, pendant le mois de juillet à Benghazi, ne dépassa pas le chiffre ordinaire; tous les décès étaient dûs à des maladies n'ayant rien de commun avec le fléau de Merdje; je fus alors complètement éclairé sur le bon état de santé de la ville.

Pendant ces investigations, tous nos soins se dirigèrent sur l'état hygiénique déplorable des maisons et des rues de Benghazi. L'intérieur des habitations fut inspecté, et toutes les immondices, chiffons, etc., ont été brûlés; on procéda ensuite au lavage et à l'aération des pièces. Les rues furent aussi convenablement nettoyées.

L'état sanitaire de Derna était semblable à celui de Benghazi, les mêmes mesures devaient y trouver leur application.

La question la plus importante et surtout la plus difficile à résoudre, était de connaître exactement dans quelles conditions de santé se trouvaient la plupart des campements de l'intérieur; nous n'avions à ce sujet que des renseignements contradictoires et, je dois l'avouer, toutes les informations officielles ne furent propres qu'à nous cacher la vérité, et par suite, dès le début, à paralyser nos efforts. Inutile de rappeler les contrariétés désagréables que nous avons eues à surmonter.

Nous basant alors sur des bruits privés, nous nous sommes mis à l'œuvre et fûmes dans la nécessité d'inspecter, à des distances souvent considérables, tous les campements de l'intérieur; et ce n'est qu'après bien des recherches hérissées d'obstacles, que nous arrivâmes à découvrir toute l'étendue du mal. La peste existait sur plusieurs points en dehors de Merdje.

Ne voulant point m'étendre trop longuement, je ne ferai qu'envisager simplement à un point de vue général, les principales mesures sanitaires que nous avons adoptées.

Je pourrais classer ces mesures en deux catégories. Dans la première, seront énumérées celles qui ont été appliquées aux points infectés, sous la dénomination de mesures locales. Dans la deuxième, figureront les mesures prises dans les localités non atteintes, pour prévenir l'importation du fléau; on peut désigner ces dernières sous le nom de mesures générales.

IX.

Mesures locales.

Voici en résumé, les mesures appliquées au village de Merdje et dans les campements infectés. Nous n'avons cessé de faire tous nos efforts pour nous assurer de leur exécution.

Dès qu'une maison ou tente présentait des attaques de peste, après constatation, je m'empressais de signaler au Gouverneur ou au Cheik de la tribu les points contaminés ou suspects. Je faisais évacuer ces différents petits foyers, en séparant les personnes saines des malades, et interdisant tout accès dans ces habitations qui étaient soumises à une surveillance rigoureuse.

Sur ces renseignements, l'autorité devait mettre à la disposition de ce petit nombre d'habitants, des tentes, quelques vêtements et des aliments pour toute la durée de l'assainissement du foyer pestilentiel. Je ferai remarquer que ces dispositions applicables à des points aussi peu populeux que ceux qui ont été visités par le fléau, n'auraient plus trouvé leur application dans des centres tels que Benghazi et Derna. Dans ce dernier cas, le même principe eût été conservé, mais en subissant bien des modifications.

Chaque individu sortait ensuite de la localité ou campement, abandonnant à son départ toutes ses vieilles hardes, sans distinction, après avoir préalablement lavé celles qui, en bon état, pouvaient encore être d'un certain usage; avant de s'en revêtir, toute personne devait se lotionner avec de l'eau savonneuse, et si c'était possible avec du vinaigre. Des vêtements étaient alors distribués à ceux qui, par ces mesures, en manquaient totalement; ces personnes, avant d'en prendre possession, devaient remplir les mêmes formalités de propreté indiquées ci-dessus. Voilà pour les individus sains.

Tous les objets susceptibles ayant appartenu à des pestiférés, étaient réunis aux vieilles hardes ou vêtements abandonnés, et l'on procédait à leur incinération.

Quant aux maisons, pour les localités comme Merdje, on les lavait soigneusement; toutes les issues étaient ouvertes pour que l'aération fût aussi complète que possible, et les murs, surtout intérieurement, étaient badigeonnés à la chaux. Ces mesures s'appliquaient principalement aux habitations ayant eu des pestiférés. On faisait en même temps, lorsque les moyens nous en étaient fournis, les fumigations d'usage, en fermant pendant plusieurs heures toutes les ouvertures de la maison. Les tentes, qui dans les campements avaient possédé des malades, étaient ordinairement brûlées; pour celles dont les bédouins étaient établis près du littoral, on leur faisait subir une immersion de deux jours dans l'eau de mer. Les tentes des campements éloignés de la mer étaient fumigées et soumises à des lavages.

Les individus sains se trouvaient nécessairement séparés des malades; on transportait ces derniers dans de nouvelles tentes pourvues, autant que possible, du nécessaire. Quant aux personnes non-atteintes, leur campement était établi dans une autre situation que dictait la configuration du terrain; si dans ce campement quelqu'un ressentait les premiers symptômes de la peste, il était immédiatement transféré sous les tentes des malades, et la tente où s'était déclaré le cas subissait l'assainissement réglementaire. Ce système n'a pas toujours fonctionné comme nous le désirions, et il nous a été difficile, dans certains campements, de l'appliquer dans toute sa vigueur; l'autorité ne mettant point à notre disposition ce qui nous était indispensable.

Les tombes des cimetières étant loin de présenter une profondeur suffisante, furent de nouveau terrassées, et on enjoignit aux bédouins de creuser désormais des fosses d'au moins six pieds de profondeur, en les garnissant de chaux supérieurement.

Je crois inutile d'entrer dans d'autres détails, le règlement sanitaire adopté est assez explicite; il a été notre base d'opération.

X.

Mesures Générales.

Voici brièvement les dispositions que nous avions jugées nécessaires, dans le but de préserver les campements voisins, et surtout Benghazi et Derna, de l'importation du fléau.

Par deux reprises, nous avons cru indispensable l'établissement d'un cordon sanitaire à Benghazi et Derna, mais par des raisons en dehors de nos vues, S. E. le Gouverneur ne put satisfaire à nos demandes. Nous dûmes alors diriger toute notre attention sur les points atteints, en installant autour de chacun de ces points, des cordons partiels ne permettant à personne d'entrer ou de sortir. Néanmoins, n'arrivant que peu à peu à connaître les campements infectés, pour nous prémunir contre ceux qui pouvaient avoir échappé à nos investigations, et pour contrôler les mesures organisées sur les points déjà connus, nous procédâmes à l'établissement, à Benghazi et Derna, d'une surveillance des plus rigoureuses. Grâce à des gardiens bien choisis, se tenant continuellement jour et nuit aux abords de ces deux villes, aucune caravane, de provenance suspecte, ne fut acceptée. Quant aux bédouins qui établissaient clairement et sûrement la position de leur campement, s'ils appartenaient à une des tribus malades, ils subissaient une quarantaine de rigueur; si par la position de leurs tentes ces bédouins étaient éloignés des points atteints et d'une tribu différente, on les soumettait à une quarantaine d'observation, dont la durée était fixée selon les circonstances.

Quand le fléau disparaissait des localités ou campements, conformément au règlement sanitaire, on recommençait l'assainissement pendant toute la durée de la quarantaine réglementaire, et la libre pratique était ensuite accordée. Malgré cela, tout individu se présentant aux portes de Benghazi et de Derna, subissait une observation de 5 jours.

C'est grâce aux mesures locales énergiquement appliquées, que le fléau s'est éteint sur place, et que pendant notre présence sur les lieux, la peste ne s'est propagée dans aucun campement nouveau. Les importations avaient eu lieu avant notre arrivée, car notre surveillance était des plus exactes, malgré les difficultés sans nombre que nous eûmes à surmonter. Nous avons cependant été secondés par tous les bédouins de la plaine, qui d'eux-mêmes ne manquaient pas d'observer une stricte quarantaine vis-à-vis des foyers pestilentiels. L'efficacité des mesures quarantenaires a été, dans cette épidémie, fort bien établie; la manière dont s'est propagé le fléau le démontre surabondamment.

Malgré l'excellent état sanitaire de Benghazi et de Derna, tous les navires quittant ces parages étaient porteurs de patentes brutes, et par suite soumis aux ports de leurs destinations à la quarantaine de rigueur. Ces mesures furent appliquées aux provenances de Tripoli, bien que Tripoli n'eût rien à faire avec l'épidémie de la Cyrénaïque. Après une rigoureuse observation, le pays fut enfin rendu à la libre pratique par l'Administration sanitaire de Constantinople, vers le 4 décembre 1874. La peste avait totalement disparu de la province.

XI.

Mesures prophylactiques pour prévenir de nouvelles épidémies dans la province.

J'ai cru reconnaître que la principale cause de l'éclosion de la peste dans la Cyrénaïque était due à la disette et aux terribles famines qui se succèdent quelquefois pendant de longues années, produisant chez ces populations des désastres sans nombre, amenant le choléra, le typhus, la dyssenterie, etc., et des épizooties. Le Gouvernement ottoman devrait, à mon avis, pour de telles contrées, apporter toute sa sollicitude sur le point suivant, qui, par les tristes expériences du passé, me paraît capital. Pour prévenir les grandes misères qui résultent du manque de récolte, il serait bon que les autorités locales, dans les rares années d'abondance fassent mettre en réserve une certaine quantité de céréales, soumettant ainsi à une restriction relative toutes les exportations qui se font à ces époques productives. Il en serait de même pour le bétail qu'il faudrait aussi conserver. Je suis persuadé que, sans entraver considérablement le commerce, ces mesures arriveraient à atténuer les cruels effets des nombreuses époques sans production. Les bédouins auraient des approvisionnements qui les mettraient à l'abri des premiers besoins.

L'hygiène de ce pays doit être surveillée. Les campements de l'intérieur devraient annuellement être visités par des employés compétents, qui pourraient alors s'enquérir exactement de l'état sanitaire de ces différents points, où se montrent bien souvent des épidémies de typhus, sans qu'aucune nouvelle en parvienne à l'Office de santé de Benghazi. Ce n'est que lorsque la maladie, comme dans la peste de 1874, arrive dans un centre habité, tel que Merdje, que l'on s'empresse à la signaler.

Veiller aux soins de propreté des maisons et des tentes arabes, serait aussi une sage précaution ; on améliorerait peut-être par là les conditions hygiéniques de ces nomades insouciants, tout en atténuant bien des causes d'insalubrité.

La position des campements ne serait pas tout à fait indifférente ; en effet, des tentes placées, pour se dérober à la vue des agents de l'autorité, dans des enfoncements de terrain qui se transforment en marais lorsque les pluies viennent à tomber, se trouvent souvent au milieu d'une humidité constante. Le village de Merdje, situé au centre d'une plaine où s'accumulent les eaux des collines avoisinantes, est dans de bien mauvaises conditions topographiques qui pourraient s'améliorer si l'on essayait de canaliser tous ces petits torrents.

Les cimetières ne doivent pas non plus échapper à l'attention, car les inhumations se font parfois d'une manière incomplète. Les fosses à fleur de terre sont souvent découvertes.

L'eau dans cette contrée est généralement rare et de mauvaise qualité; bien des puits devraient être obstrués ou comblés, devenant ainsi un danger de moins pour les malheureux bédouins qui abreuvent leurs troupeaux à ces cloaques infects, et qui n'hésitent pas à en faire usage eux-mêmes.

Surveiller l'hygiène déplorable des habitants de la Cyrénaïque, essayer d'amoindrir les misères extrêmes qui s'y produisent fréquemment, donner l'éveil dès qu'une épidémie quelconque apparaît, telles sont les principales mesures à prendre pour prévenir ou atténuer toute épidémie de peste qui pourrait, par la suite, naître dans cette province si importante au point de vue sanitaire.

FIN.

Paris. — Imp. F. Pichon, 282, rue Saint-Jacques, et 24, rue Soufflot.

www.ingramcontent.com/pod-product-compliance
Ingram Content Group UK Ltd.
Pitfield, Milton Keynes, MK11 3LW, UK
UKHW012052240726
13965UKWH00003B/1242